よかった、脳梗塞からの回復！

脳血管を若返らせ血行を良くする「金澤点滴療法」

（脳血管内科医）金澤武道

風雲舎

（はじめに）

脳梗塞でも、あきらめなくていい

「ありがとうございます。先生のおかげです」

と言われると、医者冥利に尽きます。医者になって半世紀以上がたちますが、患者さんからそんな言葉をかけられると、「もっとがんばらなければ」と背筋がピンと伸びる思いがします。

私の専門は脳・血管内科という領域で、脳を含む全身の血管が主な治療の対象です。

近年は脳血管の病気が増えてきています。脳血管の異常というと、その主なものは脳血管障害（脳卒中）と言われる病気で、脳梗塞、脳出血、くも膜下出血があります。

厚生労働省の統計によると、日本の脳血管障害の発症数は年間約三十万人と推定され、後遺症を抱えている患者さんは約二百五十万人。未病段階はその五倍と言われます。これからまだ増えていく方向にあるだろうと思います。その中でも、脳の動脈が詰まって脳梗塞になる患者さんが圧倒的に多く、脳卒中の65％にのぼります。脳出血は24％、くも膜下出血は11％です。最近は救急医療の技術が発展したこともあって脳卒中で亡くなる人は減ってきましたが、脳がダメージを受けるので、さまざまな後遺症が残ってしまいます。

この三つの病気の違いをまとめました。

●脳梗塞

脳の血管（動脈）が血栓（血液が固まったもの）によって詰まってしまい、その先に血液が行かなくなるものです。血栓は血管壁の出血を止めるためにできます。健康な血管なら出血が止まれば血栓を溶かす作用（線溶《せんよう》作用）が働き、血栓は消えます。しかし、動脈硬化を起こした不健康な血管だと血栓をうまく溶かすことができず、血管を塞いでしまうことがあるのです。血栓によって血液が流れなくなれば、その先の脳神経細胞が死んでしまい、脳からの指令がストップするため、もし言語を司る部分への血流が止まれば、言葉は出にくくなり、手や足を動かしている神経に血液が行かなくなれば、手足が自由に動かなくなります。

●脳出血

脳内の血管（動脈）が破れて、血液が周囲に流れ出ます。流れ出た血液は凝塊《ぎょうかい》を作り、神経細胞を圧迫します。その結果、破れた血管の周囲の細胞がダメージを受けて、意識を失ったり、体の自由が効かなくなったりします。

●くも膜下出血

脳を包んでいる三つの膜（軟膜、くも膜、硬膜）のうちの、くも膜の内側で起こる出血です。激しい頭痛が突然起こるのが特徴で、出血の量が多いと、すぐに意識を失い、助からないこともよくあります。

本書では主に、もっとも数の多い脳梗塞について、私の行なっている治療法を紹介します。しかし脳出血や、くも膜下出血についても、この治療法が効果を出す可能性は十分にあります。脳出血、くも膜下出血の後遺症で悩んでおられる方、あるいはご家族の方も、ぜひ最後まで読んでいただきたいと思います。

脳出血や、くも膜下出血は、倒れたときに出血をいかに止めるかが、もっとも優先されるべき治療です。早くに止まれば、ほとんど後遺症もなく回復する方もいます。しかし出血が長引くと、流れ出した血液によって神経細胞が圧迫されて機能しなくなり、手足がしびれたり、言葉が出にくくなるという後遺症が残ります。流れ出た血液が脳内で固まることもあります。まるで頭の中に腫瘍ができたように神経細胞を圧迫して、これも後遺症の原因となります。

私の治療法が効果を出すのは、出血が止まったあとです。一命は取りとめたけれども後遺症が残った場合、第二章で紹介する、脳梗塞の後遺症が回復した患者さんと同じようなうれしい結果が出ることも期待できます。

また認知症の中には、脳血管障害が原因となっている場合があります。認知症の兆候が出たときには、ぜひ脳の検査をしてください。血管に障害があって起こっているとわかれば、これから述べる私の治療法が効果を出す可能性があります。ほかにも心筋梗塞や肺血栓症など、血管の病気に関しては期待がもてる治療法だということを付け加えておきます。

さて私が今、チャレンジしていることが二つあります。

脳血管障害で倒れ、後遺症で苦しんでいる人が、

1．少しでも機能を回復させることはできないだろうか、
2．再発することで寝た切りになったり、命を失う方が多いので、何とか再発を防げないだろうか、

ということです。すでに脳卒中の発作を起こして倒れてしまったほとんどの人が後遺症で苦しんでいます。脳卒中の後遺症の大変さは、簡単に言葉で言い表わせるものではありません。患者さんはもちろん、家族の方も、肉体的精神的にくたくたになります。良くなる希望がもてず、再発の不安にいつもおどおどしていないといけません。人間の尊厳性すら奪われてしまうような状態さえ生み出します。

私は脳梗塞の後遺症やその看病で大変な思いをしている患者さんやご家族の方と、身近に接してきました。医師として、その苦しみ、悩みを何とかしないといけないとずっと思ってきました。

私が右の二つのテーマにたどり着いた経緯を、簡単にお話ししておきます。

これまで私が取り組んできたのは、未病段階で脳梗塞を治療することでした。未病段階というのは、脳梗塞の発作で倒れるところまでは行っていないけれど、めまいとかし

びれといった脳梗塞の兆候が少しでもある状態のことです。脳内の血管が完全に詰まってはいないけれども、血管が細くなって詰まりかけているような患者さんです。この段階で対策が打てて、血管を正常に戻し、血流を良くすれば、発作が防げますから、倒れてしまって重篤な後遺症に悩むという悲劇はなくなります。

私は四種類の薬剤を点滴で投与するという治療法で、脳梗塞の兆候のある患者さん（未病段階の人）に対処してきました。患者さんには十日間入院してもらい、毎日この点滴をすることで、細くなった血管を広げ、血管を若返らせ、血流を良くすることができます。この治療法を「金澤点滴療法」と呼んでいます。

その結果ですが、33％の人には手足が動くようになったり言葉が出るなどはっきりとした効果が、50％の人には、患者さん本人が楽になったと自覚できるだけの効果がありました。その方法やメカニズム、症例については、前著『脳梗塞はなる前に治せる！』（健康ジャーナル社）で紹介しています。

しかし、なる前に治せる患者さんばかりではありません。たくさんの人が兆候はあってもすぐに治療を受けなかったため、血管が詰まって倒れています。倒れてしまうと本当に大変です。元の状態に戻れる人はまれで、手や足が不自由になったり、中には寝た切りになる方もいます。精神的にも生きる希望を失って苦しむ方もたくさんいます。

苦労するのは患者さんばかりではありません。患者さんを介護する家族の方も、食事から入浴、排泄、通院など、生活のすべての面においてサポートをする必要が出てきます。介護のために仕事も制約され、休みの日も息抜きができません。肉体的にも精神的にもくたくたになってしまいます。

患者さんもご家族も、倒れたときには「命が助かって良かった」とあんなにも喜んだのに、いつの間にか助かったことを恨むようになることさえあります。それを見ていると、医師としてとてもつらい気持ちになります。

そういう切ない現実を何とかできないだろうか。未病治療も大切だけれども、もう一歩踏み込んで、すでに血管が詰まって倒れてしまった方も何とかしないといけない。でも、どうすればよいのだろう？　方法はないものだろうか？　私は悶々としました。

私がこの疑問に答えを出せたきっかけは第一章で紹介するKさんのおかげです。

Kさんの想像以上の回復が、脳梗塞を起こした人の治療もやろうという思いを強く後押ししてくれました。当時、Kさんは二十年も前に脳梗塞で倒れてリハビリを続けていましたが、思ったようには良くなっていませんでした。そのKさんにこの点滴療法をしたところ、驚くほど回復したのです。金澤点滴療法は、細くなった血管を広げて元に戻すという治療法です。少しでも血流があれば回復の可能性はあります。しかし完全に詰まった血管となると、それを元に戻すことはできません。つまり、Kさんのように血管が詰まって倒れてしまった患者さんは、脳の血管が完全に詰まっていることが多いので、効果はあまり期待できないはずでした。しかし、とにかく可能性があれば何でもやってみたいというKさんと奥さんの情熱に負けてやってみたところ、開発した私が「えっ」と思うような結果が出たのです。

どうしてよい結果が出たのか、今ではよくわかります。そのことは本文で詳しくお話しします。

私は医者をリタイアしてもよい年齢になっています。しかし現場でうれしいことが起こると、「まだ、続けるぞ」「もっとたくさんの患者さんの役に立つぞ」と意欲が湧き上がってきます。この治療法には大きな可能性を感じています。ですからもう一歩進んで、冒頭にあげたことにチャレンジしているのです。

今はたくさんの脳梗塞の患者さんを治療しつつ、データを集め、論文も準備し、学会でも発表し、アカデミックな世界で評価されるようにと診療と研究を続けています。

脳梗塞をすでに起こしてしまった人が少しでも機能を回復することができて、人生に希望をもって生きられるようになれば、どんなにすばらしいことでしょう。家族の負担を減らすこともできます。本人はもとより暗闇の中にいた家族にも光が差します。笑顔が戻ってきます。それが私の願いなのです。

先ほども言いましたが、脳梗塞以外の脳血管障害（脳出血、くも膜下出血）に関してはまだ症例が少ないのですが、機能が回復する可能性は十分にあると思っています。本書を読んでくださって、この治療法を試してみたいということでしたら、ぜひご相談ください。また、この治療法は血管そのものを若返らせることができますので、脳血管障害以外にも血管が原因で起こっている病気なら、ある一定の効果を期待できると徐々にわかってきました。

この治療を受けられるのは現時点では私のところだけです。たった一人というのはあまりにも心もとないことです。できれば若い医師にこの治療法を引き継いでもらいたいと思っています。我こそはと思われる医師がおられましたらどうぞご連絡ください。また、この点滴療法に興味をもちそうな医師をご存知でしたらこの本をお渡しください。

私の願いは脳梗塞が引き起こす悲劇が少しでも減ることです。そういう医師が現われれば、ノウハウはすべてお伝えします。

この本を執筆したきっかけは、出版元である風雲舎の山平松生社長との出会いでした。ある日、山平さんが外来を訪ねて来られました。頭に不快感があるので調べてほしいと言うのです。彼は私の著書を読んだり、金澤点滴療法を受けた知り合いに話を聞いて、私の治療に興味をもったようでした。

さっそくＭＲＩとＭＲＡの検査をしました。脳の血管に少しばかりの狭窄が見られました。このままではいつか脳梗塞を起こす危険性があります。治療を受けることを勧めましたが、仕事が忙しくてなかなか入院できないとのことでしたので、一回だけ点滴をし、ときどき点滴を受けに来院するようにとお伝えしました。

そのとき、彼からこんなことを言われました。

「脳梗塞になる前のことはわかりました。しかし、脳梗塞を起こしたあとはどうするのですか？　たくさんの人が悩んでいるのに」

彼の知り合いにも、何人もの方が脳梗塞で倒れ、家族ともどもとてもつらい状況にあるということでした。

「リハビリしかないのですか？　ほかにも回復の手立てはないのですか？」

と強い口調で問いかけてきたと思ったら、

「なんとか脳卒中を起こした人にも希望の火を届けられないだろうか……」

とじっと目をつむりながらつぶやくのです。

そんな彼の姿を見て、本気で私に訴えかけているのが伝わってきました。私も脳梗塞を起こした人のことはいつも考えていました。Ｋさんというお手本になる方はいたものの、一度倒れた人を回復させるのは容易なことではないという気持ちもありました。しかし彼のひと言で私の心に火がつきました。彼が帰ったあと部屋に戻って、すぐに脳梗塞の後遺症を抱える患者さんのカルテやＭＲＩ、ＭＲＡの写真を、再度詳細に調査し始めたのです。

それが私のチャレンジの始まりで、「これはいける」と目処《めど》が立ってきたこともあって、本にまとめようということになりました。

その後、山平さんも十日間の入院をして本格的な治療を受けました。脳の狭窄は大幅に改善しました。ああいう情熱的な人には長く現役でいてほしいものです。少しは私の治療が役に立てたのではないかと喜んでいます。

脳梗塞になったらもうダメ……とあきらめないでください。打つ手はあります。そんな思いでこの本を書きました。

山平さんをはじめ、執筆のお手伝いをしてくださったライターの小原田泰久さんほか、お世話になった方々に心よりお礼申し上げます。

皆さまのご健勝をお祈りしております。

二〇一七年初夏

金澤武道

よかった、脳梗塞からの回復！………目次

カバー絵……………………渡辺道子
カバー装幀………松沢浩治（ダグハウス）
本文イラスト…………おかめ家ゆう子

（第一章）倒れても、あきらめない

五十代の働き盛りに倒れたKさん

男にとって五十代というのは、人生の華ともいえる時期です。仕事でもプライベートでも充実していて、これからさらに高みへ行こうと心身が躍動している人も多いだろうと思います。

ところが「好事魔多し」と言いますが、そういうときに限ってドカーンと大きなマイナスの出来事が起こることがあります。

Kさんも突然の病魔によって人生が大きく狂わされた一人でした。この本では脳梗塞や脳出血で倒れてしまった人でも機能が回復する可能性があるという話をしていきますが、そのお手本となるのがKさんです。

Kさんが病魔に襲われたのは五十二歳のときでした。脳梗塞でした。今から二十五年ほど前のことです。私の治療を受けたのは五年ほど前です。つまり脳梗塞で倒れて二十年もたってから、当時茨城県の病院で診療をしていた私を訪ねて来たのです。その二十年間は左の手足が不自由で、言葉もうまく出ない状態でした。ずっと厳しいリハビリを続け、鍼灸の治療を受けるなどしてがんばっていましたが、なかなか思うようには回復しませんでした。

常識的に言えば、Kさんのような場合は現状を維持することで精いっぱいです。不自由さを抱えながら生きていくしかありません。しかし彼はこの点滴療法を受けて、驚くほど回復しました。上がらなかった手が上げられるようになりました。たった一センチほどの段差でもつまづいていたのに、今は軽々と乗り越えられます。体力もつき、ほかにも驚くような変化がたくさん起こっています。

私は彼の回復を目の当たりにするまで、脳梗塞の兆候のある人が脳梗塞にならないようにするにはどうすればよいか、という未病段階での治療に力を注いでいました。めまいがするとか手足がしびれるという患者さんの脳を検査すると、血管に狭窄が見つかることがよくあります。血流が悪くなり、その先にある神経細胞が正常に働かなくなって、そういう症状が起こってくるのです。放置しておくと確実に血管が詰まってしまい、重篤な症状を引き起こすことになります。その狭窄を早く見つけて、金澤点滴療法によって元に戻し、脳梗塞になるのを防ぐことが一番のテーマでした。その治療に関してはとても手ごたえを感じていました。

しかし脳梗塞を起こしてしまった人については、詰まった血管を元に戻すことはできません。すでに死んでしまった神経細胞を甦らせることは不可能なので、いくら金澤点滴療法でも効果は期待できない――とずっと考えていました。

そこに登場したのがKさんだったのです。

Kさんは自らが回復することによって、この治療法にはもっと可能性があることを私に教えてくれたのです。そういう意味で私にとっては大恩人です。

ここではKさんの経過を追いながら、脳梗塞とはどういう病気なのか、脳梗塞を未病（血管の閉塞はないが血管の狭窄があり、めまいや耳鳴り、軽い言語障害、しびれなどの脳梗塞になる兆候が見られる状態）で予防することがなぜ重要なのか、脳梗塞を起こした人でもあきらめる必要はないということをお伝えしていきたいと思います。

Kさんは東京の銀座にビルをもつ経営者です。今は週に何度か会社に顔を出すくらいですが、当時は順風満帆で会社はどんどん成長し、飛ぶ鳥を落とす勢いでした。体力も知力も十分で怖いものなしだったようです。

そんなKさんがお風呂で倒れ、救急車で病院へ運ばれました。一寸先は闇と言いますが、Kさんもこんなことになるとは思ってもいなかったようです。

脳梗塞は脳の動脈が詰まる病気ですが、脳血栓症《のうけっせんしょう》と脳塞栓症《のうそくせんしょう》があります。

脳血栓症は脳血管の動脈硬化が進み、あるいは血液成分が血管内壁にくっつき、その結果血流が悪くなって血管が狭くなり、最後には血管が詰まることで起こります。脳血栓症を発症するときには基本的には何らかの前兆があります。いきなり倒れるのではなく、手足が麻痺したり、しびれがあったり、ろれつが回らなかったり、言葉が出にくかったり、頭痛があったり、視野が欠けたりといった異常を感じます。本人にはなかなかわかりにくいのですが、家族の人がちょっとおかしいと気がついて病院へ連れていき、そこで初めて脳梗塞になりかけていることがわかります。

いっぽう脳塞栓は心臓など脳以外の血管でできた血栓が脳まで運ばれ、そこで脳血管を詰まらせるというものです。Kさんの場合は後者の脳塞栓でした。

脳塞栓は遠いところから飛んできた血栓が原因なので、徐々に血管が詰まるというのではなく、Kさんのように突然倒れてしまうことが多いのです。といっても厳密に見ていくと、Kさんの場合も前兆は必ずあったはずです。

そもそもは五年ほど前のことです。Kさんの奥さんが私に相談に来られました。そのときに聞いた話です。

「とにかくお酒が好きな人です。仕事柄、毎日のように商談や打ち合わせがありました。だいたい銀座のバーやクラブで飲んでいたみたいです。お酒を飲まずに帰ってくる日はなかったですね。ビールからウイスキー、ワイン、ブランデー、日本酒、焼酎と、あらゆるお酒を飲んでいました。

血圧が高かったので、あまり飲まないほうがいいわよと言っていたのですが、全く言うことをききませんでした。それに病院から高血圧の薬が出ていたのですが、飲もうともしませんでしたね」

この話の中から、たくさんの危険信号が見えてきます。

まずは生活習慣です。仕事をする上でお酒は欠かせませんが、ほどほどにしておかないといけません。遅くまで飲んで帰るということですから、どうしても生活は不規則になります。いくら会社が順調でも、社長という立場上、ストレスもあっただろうと思います。そうした生活習慣の乱れが脳梗塞の引き金になった可能性もあります。

疲れが取れにくいとか、今までよりもお酒のまわりが早いとか、二日酔いになりやすいとか、何か不調があったかもしれません。そんなことも、広い意味で言えば前兆となります。

さらに高血圧というのは紛れもなく血管の病気で、脳梗塞を引き起こす危険因子のひとつです。おそらく動脈硬化もあっただろうと思います。

厳しい言い方をすれば、自分の体に対して過信していたところがあったかもしれません。不調があっても、年のせいとか、たまたま疲れていたからとか、そう思ってしまいがちですが、そんなちょっとしたことが前兆になることもよくあります。それを見逃してしまったということです。

あるいは、ひょっとしたら自分でも異変を感じていたかもしれません。責任感が強くて、体調よりも仕事を優先してきたということも考えられます。

Kさんは幸いにも病院での投薬治療で一命を取り止めました。しかし、そのときの状態は、顔の筋肉が垂れ下がってしまい、口からよだれも出ていました。奥さんは、それを見て大変なショックを受けたそうです。当の本人はもっとショックだったに違いありません。

倒れた日の夜まで銀座の街を颯爽と肩で風を切って歩いていた人です。自分が倒れるなどとは想像もできなかったでしょう。それなのに一夜明けると、自分の体さえも自由に動かせない。表情さえも作れない。どういうことなんだこれは！　という思いだったでしょう。

脳梗塞で倒れた人が、意識が戻ったあとでよく、

「一体自分の身に何が起こったのか、理解できない」

と言います。急に意識を失って、気がついたら病院のベッドの上にいて体も動かせないわけですから、突然自由を奪われた別世界へ連れて行かれたようなものです。自分の状況を受け入れるには時間がかかります。

脳梗塞の予備軍はたくさんいる

脳梗塞を起こすにはさまざまな要因があります。主だったものをあげてみます。

1．血管自体が硬くなったり、血管を構成している細胞が破壊されたりする。

高血圧、高コレステロール血症、高酸化LDL血症、高血糖、高尿酸血症などの方は要注意です。

2．血液が粘着性を帯びたり、固まったりする。

動脈硬化が大きく影響します。特に血小板の凝集能が重要です。水分不足で脱水症状になると、血液濃度が高くなり、血流が妨げられます。

3．酸化ＬＤＬが多くなる。

コレステロールを運ぶＬＤＬというタンパク質が活性酸素（非常に酸化力の強い酸素）と出合うと、酸化ＬＤＬという有害物質になります。これが血管の内皮細胞を破壊し、血栓を作る原因となります。

4．種々のストレスが長くあるとき。

ストレスがかかると血管は収縮し、高血圧となったり、活性酸素ができやすくなって、血管を傷つけ、それが脳梗塞へと進展することもあります。

5．高血糖、糖尿病。

血糖値が高いと、酸化体や、高分子結合体と呼ばれる物質が産生され、大きなリスクになります。特に細い血管の障害が起こりやすくなります。

ほかにも原因はありますが、主だった五つを見て、どうお感じになるでしょうか。五十代六十代の方なら、ほとんどの人が「自分にも当てはまる」と思ったはずです。

健康診断を受けると、高血圧だったり、コレステロールが高かったり、糖尿病の疑いがあったり、動脈硬化だと言われたりしている方も多いことと思います。五十代六十代ですべてが正常値だという方はきっと少ないでしょう。つまりは脳梗塞の予備軍と見られる人はたくさんいるということです。決してKさんのことを他人ごととして見ていられないのです。

高血圧や糖尿病だとしても、普通に生活できるし、仕事もばりばりできます。しかし、これが一歩先に進んで脳梗塞となると、とても働くどころではありません。体が不自由になる人、寝た切りになる人は、いくら高い能力があっても力を発揮することができません。働き盛りの人を失うのは、国としても企業としても、そして家族にとっても、大きなマイナスです。治療費の面で言うなら、一人の脳血管障害の患者さんに対して五年間で一五〇〇万円以上がかかるという統計もあります。これは本人はもちろん、国にとっても大きな負担となります。

医学の進歩によって、脳血管障害で命を落とす人は非常に少なくなりました。死亡率（人口十万人当たりで何人亡くなったか）で見ると、一九五〇年～六〇年代は死因のトップでしたが、一九八〇年から激減して、今では、ガン、心疾患、肺炎に次ぐ四位となりました。しかし死亡率が低下した反面、命が助かっても重篤な後遺症が残ることが多く、患者さん本人はもちろん、家族の方、国にも大きな負担がかかってくるという現実があります。

これを何とかしなければいけないというのが、私の強い思いです。その対策として、私が行なっている治療法である金澤点滴療法が少しでもお役に立てればと、いつも願っているのです。

「地獄のような日々だった」

さて、Kさんの話に戻ります。

奥さんによると、倒れてからしばらく、Kさんは口もきけないし、まるで死んだような状態でした。自分では起き上がれないし、左手にはまったく力が入らず、左足も全然動かせません。言葉も出せません。泳ぐような視線。人の手を借りないと寝返りも打てません。見ているほうも切なかっただろうと思います。

「本当に、地獄のような日々でした」

と、奥さんは回想しています。

「〝地獄〟を強調してほしい」と、彼女は言いました。家族みんなが仲良く元気で暮らしていたのに、ある日突然、一家の大黒柱が倒れて、まわりのみんなは介護に追われます。生活ががらりと変わってしまいます。本人はもちろんですが、家族の肉体的精神的負担は相当なものだということが、「地獄のような」という言葉からよくわかります。

とにかく脳梗塞を起こすと、ある程度の回復はあっても、元気だったときの状態に戻ることはありません。体を自由に動かせないことにいらいらし、ずっとこのままでいなければならないと思うと、希望も失われます。その上、常に再発の恐怖もあって、本人はもとより、家族も不安でたまりません。

やれることと言えばリハビリです。しかし、リハビリだけではなかなか機能回復は難しいのが現実です。Kさんの場合は経済的に余裕がありましたので、リハビリ専門の先生に自宅へ往診に来てもらったり、鍼灸の治療を受けるなど、できることは何でもやったそうです。

その甲斐あって、やがてしゃべれるようになり、動かなかった手足が少しだけ動くようになってきました。意志を表現できるのは大きいことです。患者さんは、言いたいことがあっても伝えられないもどかしさに悶々とします。自分の意志が伝えられないほどつらいことはありません。介護する側も、何をしてほしいのかわからなくて戸惑ってしまいます。

リハビリも必死でやったようです。Kさんは若いころ射撃の名選手として大活躍された方です。ですから根性と集中力はだれにも負けないものがあったはずです。もう一度経営者として現場に復活したいという思いもあったでしょう。まさに気力で少しずつ回復していきました。

しかし、

「倒れたころと比べればずいぶんと回復しました。それでも、お菓子の袋を自由のきく右手でもって、口で開けようとしているのを見たりすると、切なくなってきました。それに再発の恐怖がいつも頭の中にあったようです。今度倒れれば、もう助からないか、寝た切りになるだろう。そう思うと胸が張り裂けるほどだったと、主人は言っていました。私も同じ気持ちでした。

杖をついて散歩に出かけていましたが、まわりにたくさんの人がいるところにしてほしいと、いつも私は言っていました。もし倒れたという連絡があればすぐに飛んでいく準備はしていましたね。不安と恐怖と心配で、毎日生きた心地がしませんでした。この気持ちは家族じゃないとわかりませんよ」

と奥さんは言います。本人も大変ですが、家族も大変なご苦労をするのが、この病気の特徴なのです。

射撃の腕前が昔に戻った

脳梗塞で倒れたあとも、Kさんがあきらめなかったものがありました。それが射撃です。大学時代は「H大学にKあり」と、まわりからも一目置かれる存在でした。卒業後も現役として射撃を続け、一九六四年の東京オリンピックでは審判員を務めたそうです。

そんな名選手が不自由な足を引きずり、左手が使えないので右手一本で銃を支え、照準を定めて銃を撃つのです。体力もなくなっています。病気になる前は何十発何百発と撃てたのに、病気のあとは十発も撃つと、くたくたになってしまいました。なにしろ右手一本です。補助台を使って撃つのですが、以前のようには的《まと》にうまく当たりません。かつては名の知れた選手だっただけに、よたよたしている自分が情けなかったことでしょう。

ただ、以前の自分に戻りたいという目標があったことは、気持ちが折れなかった要因のひとつと思われます。どんな病気であっても、絶望したり、目標を失ってしまうと治りが悪い、と私は思っています。気持ちの持ち方はとても大切で、脳梗塞で倒れても何かしら回復の方法があると思えば、希望をもつことができると思います。

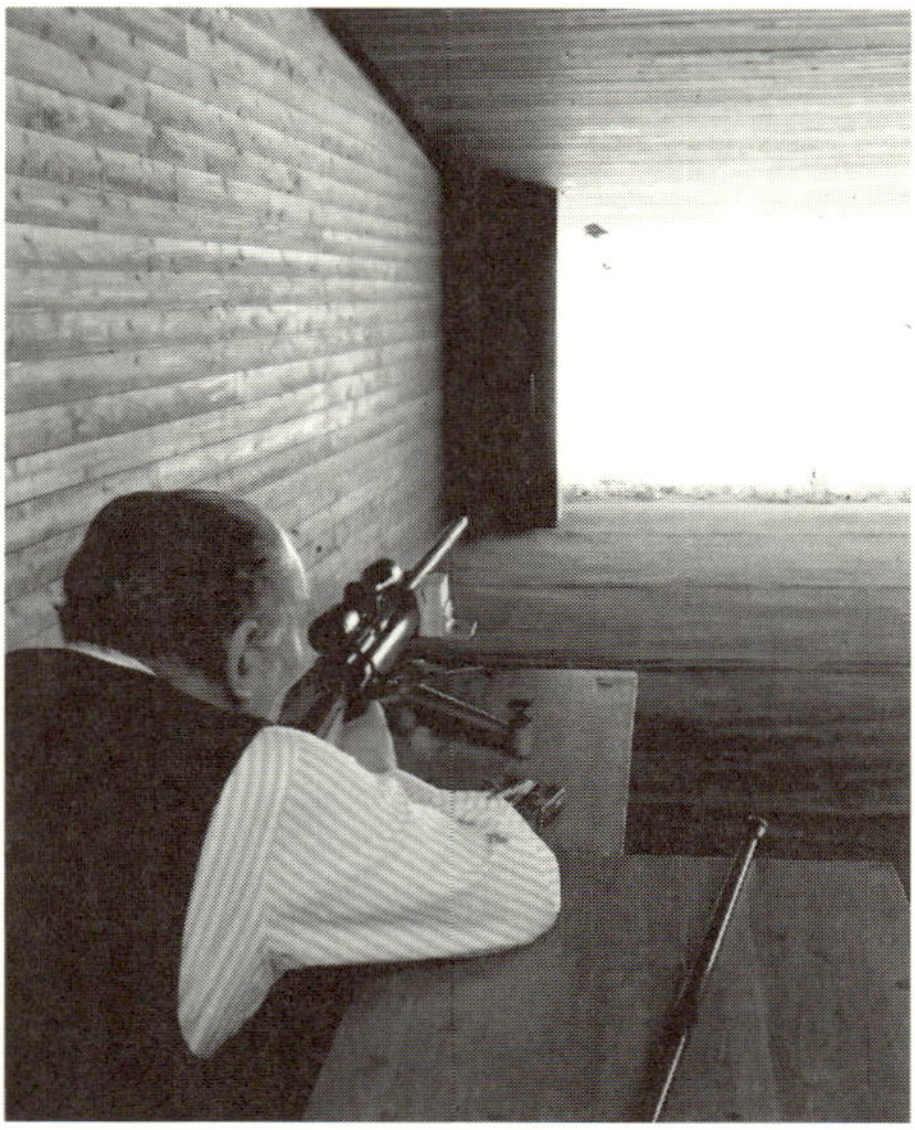

点滴治療後、昔のように射撃ができるようになった。

そうして二十年間、Kさんはがんばってリハビリを続けてきました。奥さんや家族の方々も一生懸命にKさんを支えました。その甲斐があって、徐々に回復していました。

しかし、奥さんはそれで良しとはしませんでした。Kさんの気持ちを考えると、少しでも元気にしてあげたい。もう一度、思う存分射撃をやらせてあげたい。そう心底願っていました。

いい治療法はないかとあちこち探し回っているとき、知り合いから私のことを聞きました。「これだ！」と奥さんは直観的に感じたようです。直観だけではありません。私が二〇〇九年に出版した『脳梗塞はなる前に治せる！』に赤線を引きながら、何度もくり返し読み、その上で、この治療法にかけたいと思ったそうです。

当時の私は茨城県取手市の病院でこの治療を行なっていました。最初は奥さんが一人でその病院へやって来られました。というのも、私の治療法について説明しても、Kさんは受けたくないと拒否したからです。それなら自分が話を聞いてみようと、一人でお越しになったのです。

あのころのKさんは、決して絶望していたわけではなかったでしょうが、さまざまな治療を受けていて、治療疲れがあったのかもしれません。中には期待ばかりもたせながらがっかり、という治療法もあったようです。期待したのに効果がないというのは、精神的にもけっこうきついものがあります。医者から厳しく言われたり、苦痛を伴うつらい治療もあったことでしょう。そういう体験をすると、ほかの治療法にも疑心暗鬼になります。きっとKさんはそんな心境だったのだと思います。

ところが、奥さんはあきらめませんでした。そのときの奥さんの行動を、今でも私は忘れられません。あんな経験はありません。

奥さんはまず、「私と一緒にツーショットの写真を撮ってほしい」と言うのです。看護師さんに自分のスマホを渡して、二人で笑顔の写真を撮りました。

「どうするのですか？」

と尋ねると、どんな先生なのかこの写真で見せると言うのです。奥さんが言うには、一見、私はとてもやさしそうなので、主人も信用するだろうということでした。私はどちらかと言うと童顔で、目が垂れていて、いつも笑顔でいることを心がけていますので、やさしい医者に見えたのかもしれません。この顔が役に立つならいくらでも笑いますよと、何枚か写真を撮ってもらいました。

奥さんのすごさは次の行動でした。自分だけでもこの治療を受けてみよう、つらい治療でないことを証明したいと、ご自分で入院したのです。奥さんには脳梗塞の兆候はありませんでした。しかし正常だと思っていても、年を取れば血管も古くなりますので、多かれ少なかれ血流が悪くなっているところはあるものです。血管のメインテナンスという堂々たる名目で、奥さんは入院して治療を受けました。どんなに健康を誇っている人でも三十年四十年も放りっぱなしのままより、手入れしたほうがいいに決まっています。疲弊した脳細胞も健康になり、頭がすっきりし、元気が出ます。奥さんもそうでした。

この治療は十日間かかりますが、やることは点滴だけですから、一日のほとんどは自由時間です。何も苦しいことはありません。本を読んだり、テレビを見たり、病室で仕事をしている人、近所の図書館にこもる人もいます。

「私も受けたのだから、あなたも受けてちょうだい。とっても楽な治療法だから安心して」

と、奥さんはKさんに伝えました。

その熱心さがKさんを動かしました。それでも入院はいやだと言うので、渋谷のご自宅から何時間もかけて取手まで車で通って来られました。しかし長時間かけて車で往復するのは無理があります。ましてや脳梗塞の後遺症を抱えているわけですからなおさらです。数日で体力的にもギブアップ。結局、入院することになりました。

さて、結果ですが、最初に書いたように、手足の動きが治療前とはまったく変わりました。動くといってもほんのわずかしか動かせなかった右手が、今はほとんど真上に上げられるようになりました。左足の動きも、本人や奥さんがびっくりするほどスムーズになりました。

さらに驚いたのは、大好きな射撃での変化です。奥さんがうれしそうに私に報告してくれた話に、私も感動しました。

以前は射撃場へ行っても十発撃つのがやっとでした。ところが点滴療法を受けて以来、撃てる数が増えました。本番の試合では四十発から六十発撃つそうですが、治療後、それが余裕で撃てるようになったそうです。

そして、だんだんと的にしっかりと当たるようになりました。得点で言うと、四十発すべてが真ん中（十点）に当ると満点の四百点ですが、今のKさんは三百九十五点は出せるというのですからびっくりします。ほとんどが真ん中に命中しているということです。

「この間は二百発撃っても、けろっとしていました」

とご主人の回復がうれしくてたまらない様子で連絡してくれました。

今はKさんもこの治療法がとても気に入ってくれたようで、数カ月に一度は入院して点滴を受けます。

私は、一年に一度でも受ければ十分だと言っていますが、

「この治療を受けていると、体調が良くなるのが実感できるし、再発の不安も消えるので、ぜひ受けたい」

と、Kさんは入院を楽しみにしています。

Kさんの体験は、脳梗塞で倒れてもあきらめてはいけないことを教えてくれています。脳の血管が詰まると、その先に血液が行きません。その結果、脳の神経細胞が死んでしまい、さまざまな障害が出てきます。

死んでしまった細胞を復活させるのは不可能です。ですから、いくらこの点滴療法でも、元気だったころの状態に戻すことはできません。ずっと足を引きずっていた人が走り回れるようになるかというと、それは難しい注文です。

では、何ができるのか。

脳梗塞は、脳血管のある場所が血栓などで詰まってしまうことで発生する病気です。今の脳梗塞の治療は、詰まったところだけに注目していますが、私の研究では、脳梗塞を起こした場所以外でも、血管が細くなって血流が悪くなっているところ（狭窄）があ

ることがわかりました。金澤点滴療法の特徴は、詰まってしまって血流が途絶えた血管（完全に脳梗塞を起こしている箇所）は元に戻せませんが、狭窄して血流が悪くなっている血管なら正常に戻すことができるというものです。点滴治療をすると狭窄部分が改善されて脳全体の血流が良くなることが確認されています。血流が良くなることで、上がらなかった手が上がったり、歩くのがスムーズになったりすると推測されます。そういう症例はKさん以外にも起こっています。

狭窄した血管を修復することで機能が戻る

Kさんのような症例が出たのをきっかけに、私は脳の血管が完全に詰まって脳梗塞を起こした人二十名、脳梗塞の兆候のある未病状態の人四十六名を対象に、脳の状態を調べてみました。血液検査も行ない、中性脂肪や白血球の数、コレステロールなどを調べ、両者の比較をしてみたのです。いわゆる脳梗塞をすでに起こしてしまった脳と、未病状態の脳とどこが違うのか、そこに興味があったからです。

いくつかのことがわかりました。詳しいことは後から述べるとして、重要なポイントのひとつは、先ほどもお話ししたように、脳梗塞を起こした人は、詰まった血管以外の血管にも何カ所かの狭窄が見られることです。さらに傾向として、未病状態の人よりも脳梗塞を起こした人のほうに多くの狭窄があることもわかりました。狭窄して血流が悪くなっているところは、次の脳梗塞を起こすリスクがとても高いところです。この狭窄部を何とかすれば、再発を予防できる可能性はとても高くなります。

この点滴療法には、狭窄を改善して血流を良くするという効果があります。点滴療法で狭窄をなくせば、脳梗塞を起こした人の再発を防ぐのに役に立つのです。

今の医療は脳梗塞を起こした場所への対策はしますが、それ以外の狭窄している血管には注目していません。だから、狭窄部が詰まってしまって、脳梗塞を再発する人がたくさんいるのです。この点滴療法を行なえば、狭窄のある血管を広げて元に戻すことができるので、再発の危険性を減らすことが可能です。

Kさんもご家族の方も、「再発したらどうしよう」というのが最大の不安でした。眠れない夜を過ごしたとおっしゃっていましたが、点滴療法をすることで、Kさんは再発の不安から逃れることができて、精神的にも非常に安定しました。

さらに、詰まった血管は元に戻らないのに、どうして機能が回復したかということも考えました。死んだ神経は元には戻りません。しかし血流が良くなり、脳全体にたくさんの血液が供給されるようになると、死んだ神経を補助するような働きが生じるのではないか――私はそう考えています。

人体には、代替機能というのがあります。ある組織が不具合を起こせば、ほかの組織がそれを補完するように働くというものです。最新の脳科学によって、脳の中でも損傷した場所の周辺に新たな神経回路ができることが確認されています。そのような働きを脳の可塑性《かそせい》と呼んでいます。

たとえば、脳梗塞で指を動かす神経細胞が死んだとします。するとその周辺にある手首を動かす神経細胞が、指を動かすように働くのです。言葉を発する神経細胞が死んだとしても、代わりにほかの神経細胞が言葉を発する信号を出すことができれば、再びしゃべれるようになります。

今の脳梗塞治療では、可塑性という力をリハビリによって発揮させようとしています。その成果はある程度上がっています。この点滴療法は脳の狭窄部を修復し、脳内の血流を良くすることで可塑性を促進している、と考えられます。リハビリと点滴療法の両方を行なうことで、相乗効果が出てくるのは間違いありません。

Ｋさんは血栓症ではなく塞栓症でした。遠くから血栓が飛んできて脳血管を詰まらせたわけですが、子細に調べてみると脳血管に狭窄が見つかりました。点滴治療を行なうと、その狭窄が消えて、血流が良くなっていました。

Ｋさんの例を見る限り、塞栓症であっても、脳内では血管狭窄が起こっている可能性は非常に高いと思います。これを確言するにはもう少しデータが必要です。脳出血や、くも膜下出血という脳梗塞以外の脳血管傷害にも、同じように狭窄部があると推測されます。そうであれば、狭窄部を改善することで脳内の血流が良くなり、そのことで可塑性が発揮されて、後遺症を軽くできる可能性は十分にあります。

さらに点滴療法をすることで、後遺症の改善以外にも、体のさまざまなところに変化が起こってきます。Ｋさんは、「視力が良くなった」とおっしゃっていました。射撃の成績が良くなったのも、視力が良くなって的がよく見えるようになったからではないかと話していました。脳内の血液が改善されたことが視力にも影響を及ぼしたのではないかと考えられます。

脳の血管の狭窄はさまざまなところに関係しています。もちろん脳梗塞の危険が最大の問題ですが、そこを治療することで体のあちこちに意外な副産物が生まれるようにも思います。

それらは今後の研究課題ですが、私が最初にあげたテーマ、脳梗塞を起こした人の機能の回復と再発防止ということで言うなら、この点滴療法はとても可能性のある治療法であるということが、Ｋさんの体験から得たことです。

兆候が出たときに、すぐに治療を受ける

くり返しますが、倒れてしまってからでは、どこかに後遺症が残ります。

できれば兆候が出たとき、あるいは兆候はなくても、高血圧とか糖尿病、動脈硬化といった診断がなされたら、脳血管の検査をして狭窄がないかどうかをチェックし、狭窄があれば、十日間この金澤点滴療法を受けるようにするとよいと思います。そうすることで脳梗塞の発症を未然に防ぐことができます。

すでに脳梗塞を起こした人も、脳血管の検査を受けてみてください。狭窄がある場合がとても多いのです。そのことを私は何度も確認しています。この狭窄を治療することで再発の予防につながります。Ｋさんのように機能が回復する人もいます。

脳梗塞の前兆は、
第一段階　めまい、しびれ、ふらふら感
第二段階　言語のもつれ、物忘れ、思い出せない
第三段階　軽い片麻痺症状、軽い歩行障害、軽い言語障害
第四段階　認知症症状（人との会話についていけない、よく間違う）

といった形で出ることが多く、こういう兆候があれば、ぜひ検査を受けてください。ただし、多くの病院では「年のせいですよ」とか「疲れているんじゃないですか」ということですまされるケースが多いので、「脳血管に狭窄がないかどうか、しっかりと見てほしい」と医師に頼む必要があります。

狭窄が見つかったら、何らかの手を打つことが必要です。この治療法を採用している病院はないので、私を訪ねていただくしかありませんが、ぜひその段階段階で必要な対応をすることをお勧めします。

よたよた歩きのおばあちゃん

ある九十代のおばあちゃんです。同じく九十代のご主人が脳梗塞を起こして入院していました。ご主人は動けない状態で、おばあちゃんが一生懸命に介護しています。いわゆる老々介護です。これでおばあちゃんまで倒れたら大変なことになります。

おばあちゃんはとても元気で、かいがいしくご主人の面倒を見ていたのですが、間もなく退院というある日、せっかくだから退院前におばあちゃんの脳血管の検査をしようということになりました。ちょっと歩き方がよたよたしているのが気になりました。ひょっとしたら狭窄があるかもしれないと思い、私から検査を勧めたわけです。

案の定、何カ所かに狭窄がありました。狭窄の数が多いと脳内の血流が極端に悪くなり、脳梗塞と同じ症状を起こすことがあります。数は少なくても、狭窄が起こっている場所によっては、深刻な症状につながることもあります。その度合いもさまざまで一概には言えませんが、一カ所でも狭窄が見つかれば、脳梗塞の前兆だと思ったほうがいいでしょう。治療を受ける必要があります。

検査の結果、おばあちゃんには狭窄がいくつもありました。いつ倒れるかもしれません。

「おばあちゃん、体調が悪いところはないの？」

とお尋ねすると、

「ずっと頭が痛いんです。でもそんなのは年だし、仕方がないよ」

と笑っています。

いつも頭が痛いと、こんなものだと思ってしまいます。病院で相談しても、深刻にはとらえてくれません。だから前兆を見逃し、大事に至ってしまうことがよくあります。なぜ頭痛があるのか、このままにしておくと倒れる危険性があるということを、私は説明しました。おばあちゃんは、

「おじいちゃんが退院できるのに、今度は私が入院なんていやだ」

と、泣かんばかりに抵抗しました。

でも、このまま帰すわけにはいきません。根気よく説得を続け、十日間だけご主人の退院を延ばし、おばあちゃんに点滴療法をすることになりました。

治療して三日目のことです。

それまでよたよたと歩いていたのが、まっすぐに歩けるようになっていました。

「あらっ、おばあちゃん、まっすぐ歩けるようになったね」

とまわりの人が拍手しました。

おばあちゃんはうれしそうに、

「一日で頭痛がとれたよ」

と笑っていました。

動けないご主人を介護するのは大変なことです。おばあちゃんにはこれからも重労働が待っています。でも体調が良くなると、介護の意欲も高まってきます。少なくとも、二人とも倒れてしまうという悲劇はとりあえず回避することができました。

高血圧の中年女性

もう一人、七十二歳の女性ですが、彼女は長い間、血圧が高い状態（上が180㎜Hg、下が96㎜Hg）が続いていました。そのせいで頭痛、立ちくらみ、めまいがあるそうで、立派な脳梗塞の前兆です。ずっと謡曲を続けていたそうですが、それができなくなったので、慌てて診察を受けにきたのです。

検査をしてみると、狭窄がたくさん見つかりました。このままでは遠くない先に脳梗塞を起こします。

治療を開始しました。

入院五日目までは、その症状がとれませんでした。

しかし六日目から変化が出てきました。めまいがなくなり、歩行もとてもスムーズになりました。

入院して十二日目（当時は十二日間の入院でした）に再検査をしたところ、脳動脈の狭窄はほとんどなくなっていました。

その後、通院で様子を見ましたが、まったく問題ありません。前兆だった頭痛も立ちくらみもめまいもなくなりました。大好きな謡曲もまた始めました。

ぜひ、倒れる前に前兆を察知して、検査をし、適切な治療を受けることで、倒れないようにしてください。

倒れた方の最大の心配は再発です。それを防ぎ、少しでも機能が回復するよう、この点滴療法を活用していただきたいと願っています。

（第二章）回復した人たち

83％の人が何らかの効果を体感している

Ｋさんの奥さんがリハビリと介護に追われ、「また再発したらどうしよう？」と不安に襲われていた状態を「地獄のようでした」と表現しています。「〝地獄〟という言葉をぜひ使ってほしい。脳梗塞を起こしたあとの大変さを、多くの人に伝えてほしい」と訴えた姿は忘れられません。

金澤点滴療法は、未病の段階だったら十分に威力を発揮できるという自信を私はもっていました。しかし、一度脳梗塞になった人に関しては、詰まった血管やその先にある死んだ細胞はもう元に戻すことはできません。ですから、狭窄した血管を広げて甦らせるというこの点滴療法では、倒れてしまった人を救うことはできないと思い込んでいたのです。

ところが、Ｋさんのように驚くほど回復する人が出てきたことで、私は考え方を変えざるを得なくなりました。うれしい誤算でした。

「地獄に仏とはこのことです」と、奥さんは手を合わせて喜んでいました。Ｋさんは私の師匠と言えます。いろいろなことを教えてくれました。ガツンと頭を殴られたという印象です。この療法でもっと多くの人の役に立たなければと、体の奥からエネルギーが湧き上がってくるのを感じました。医者は、ただの体の修理工ではなく、患者さんや患者さんのご家族と心の交流ができることが醍醐味だ、ということを改めて感じました。

倒れてしまった人に点滴療法を使ってみると、すべての人ではありませんが、機能が回復する人が続出するのです。字が書けない人が書けるようになり、上がらない手が上がるようにもなりました。足の動かない人が、ゆっくりですが歩けるようになりました。

健康な人は「それくらいのこと」と思うかもしれませんが、動かない手が動くとか、片言でも話ができるのは、大変なことなのです。当たり前だと思っていることが、脳梗塞の患者さんには当たり前ではないのです。それが、ほんのわずかでもできるようになったとき、患者さんに大変な喜びが湧いてきます。闘病生活に希望が見えてきます。生きる意欲も出てきます。家族の方も同じです。

後遺症を抱えた人が以前のように動くのは簡単ではありません。少し回復するだけで、後遺症がありながら前向きに生きる希望がもてます。これはこの治療法の大きな役割だと思います。

もうひとつ大きな点は、再発の不安から解放されることです。脳梗塞を起こした人の脳を調べると、いつ再発しても不思議ではないほどの狭窄が複数見られることがよくあります。この点滴療法は狭窄をなくすことで、完全ではないにしても後遺症を改善させ、再発の種を排除することができます。再発したら人生はお終いだとびくびくしている方には大変な安心であり喜びです。

これからいくつか症例を紹介します。第一章のKさんに匹敵するような劇的な回復例もあります。それぞれMRIとMRAの画像も添えました。脳の狭窄がなくなり、血流が良くなっているのがわかるはずです。

MRI（核磁気共鳴画像法）は脳全体を見て何か異常がないかをチェックします。脳梗塞を起こして神経細胞が死んでいたり、脳腫瘍があったりすると、画像上でわかります。MRA（核磁気共鳴血管画像）は血管がどうなっているかをチェックするときに使います。血液の流れが白く映るので、詰まりがあったり狭窄があると、白い部分が薄くなったり消えたりしていますので、そこに梗塞があることがよくわかります。

私たち医師は、MRIとMRAの両方の画像を見て、患者さんの脳の中で何が起こっているのかを読み取ります。大まかな言い方をすれば、MRIの画像で脳の中の異常を、

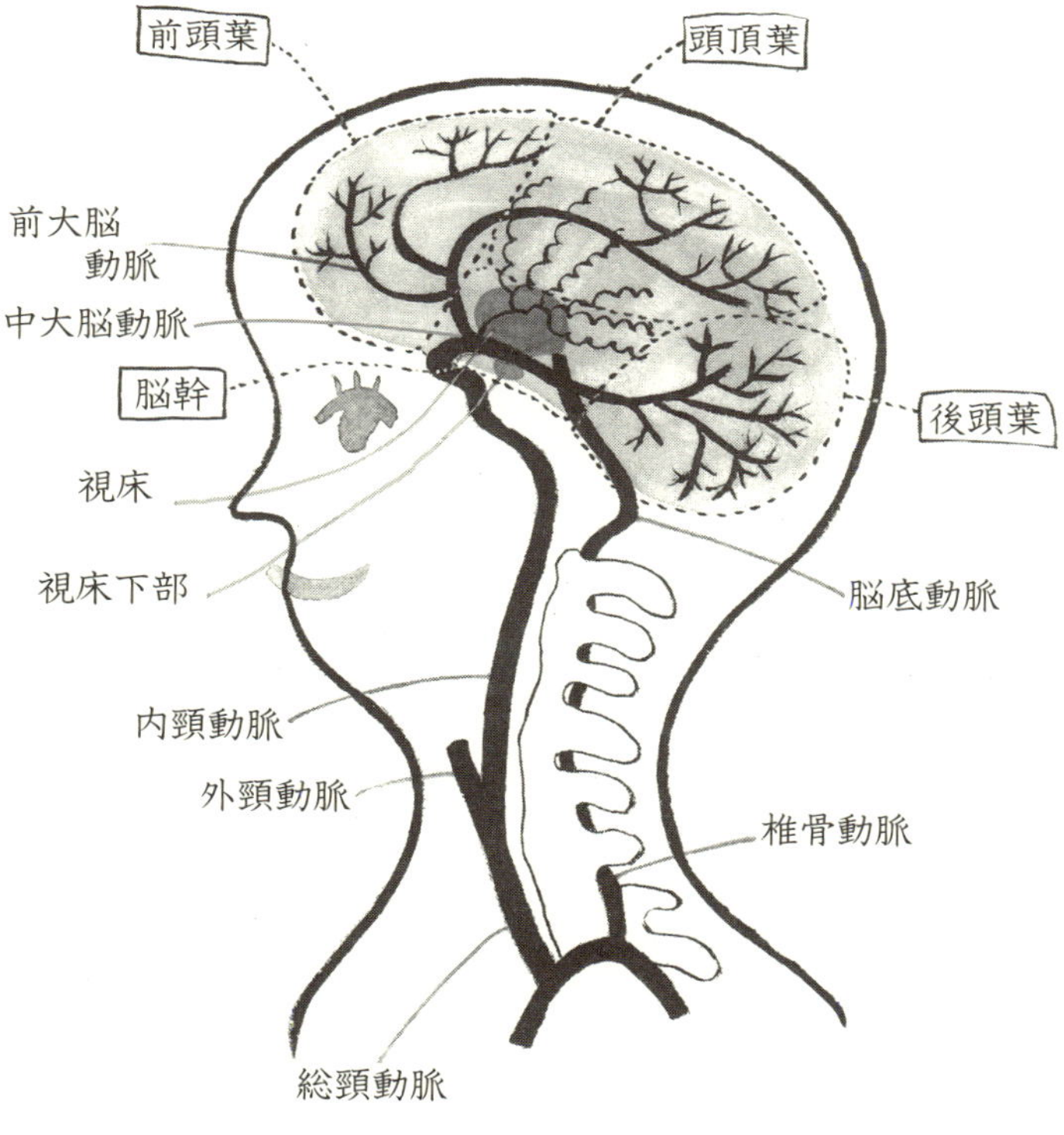

たくさんの動脈によって脳に酸素と栄養が運ばれている

さらにMRAでどの血管に問題があるかを見るというのが手順です。さまざまな角度からたくさんの画像を撮って、そこから解析していきます。ですからその分野での経験がどうしても必要になってきます。私が若かったころにはこういう検査機器はありませんでした。脳の中の診断は本当に難しかったのですが、こうした機器のおかげで診断がとてもしやすくなっています。

脳にはたくさんの血管があります。脳の前部は内頸動脈から別れた前大脳動脈によって、脳の側頭部は中大脳動脈によって血液が運ばれています。脳の後部は後大脳動脈によって、小脳は後大脳動脈と脳低動脈によって、それぞれ血液が運ばれています。動脈のどこかが詰まると、栄養と酸素が神経細胞に届けられなくなり、神経細胞がダメージを受けますので、さまざまな機能障害が出てきます。

どのような後遺症が残るかは、どの動脈が詰まって、脳のどこの部分に損傷を受けるかによって違います。運動に関わる部位がダメージを受ければ運動麻痺が起こります。手が動かなくなったり、歩くのが不自由になったりします。右脳に傷害を受ければ左側の手足に、左脳に傷害を受ければ右側に障害が出るのが特徴です。

左脳の言語中枢にダメージを受けると、言語障害が起こります。視覚をコントロールする視覚野の機能が低下すると、視野が狭くなったり物が見えにくくなったりします。前頭葉や後頭葉が傷害を受けると、注意力や集中力が低下したり、精神的に不安定になったりします。ほかにも脳梗塞を起こすことで、うつや認知症になったり、排泄がうまくいかないこともあります。いずれの後遺症が残っても、日常生活に支障が出てきます。家族をはじめまわりの人たちの手助けなしには生活できなくなってしまうのです。人間の尊厳性も守られません。

そうした人たちが少しでも良くなれば、本人はもちろん家族も、Kさんの奥さんの言葉ではありませんが、「地獄に仏」という心境になれるのです。

これから症例を紹介しますが、誤解してほしくないのはすべての人がこれらの症例のように回復できるわけではないということです。私は魔法使いではありません。医者です。ですから、医学に基づいた治療をしています。どんな治療法でも、100%治るものはありません。点滴療法も同じです。良くなる人もいれば良くならない人もいます。

私のデータでは、33%の人はここで紹介するような顕著な回復が見られます。50%の人はこれほどではなくても、手足が動きやすくなったり、重りをつけたようだった体が楽になったり、言葉が少しは明瞭に話せるようになったり、気分が爽快になったりといった効果が出ています。先ほども言いましたが、これだけのささやかな変化であっても患者さんの表情はがらりと明るくなり、ご家族の方もとても喜んでくださいます。そして残りの17％は残念ながらほとんど変化が見られません。しかし、自覚はなくても少しは調子が良くなっている方もいるはずです。

著しい効果が33％、何らかの効果を感じる人まで含めると83％もいるというのは、医学的にはかなりの高い数字です。だからこそ私はこうやって本にして、みなさんに知っていただこうとしているわけです。脳梗塞で倒れて何年もたっているのに、こうして回復する人がいるということは、いま脳梗塞の後遺症と闘っておられる患者さんや家族の方にとっては大きな希望になると思います。

これから紹介する症例をじっくりと読んでみてください。お役に立てればと願っています。

狭窄が改善されているのを画像で確認

症例を紹介する前に、画像の見方を簡単に説明しておきます。

前

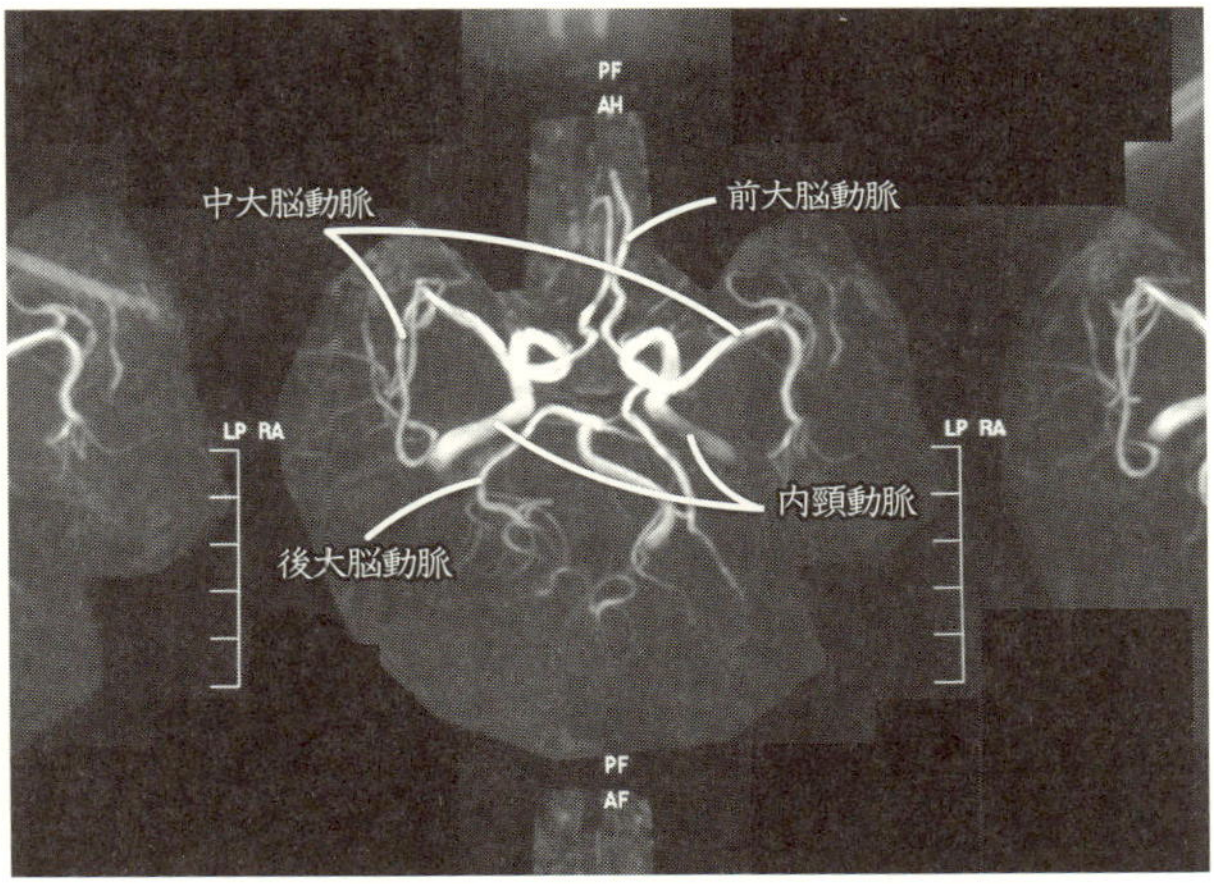

右　　左

後

MRA画像で見た正常な人の脳内動脈の状態

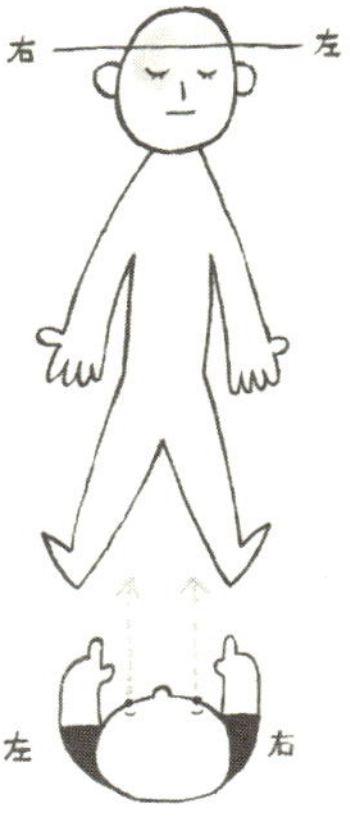

MRA画像は頭を水平に輪切りにした形で見られます。足もとから見た画像なので、左右が逆になります。

足の側から見た脳の断面

検査はＭＲＩとＭＲＡで行ないます。両方とも強力な磁力を使って行なう検査で、ＭＲＩは脳そのものの状態を、ＭＲＡは血管の状態をチェックすることができます。私たち医者は両方の画像を見て、脳にどんな病気があって、どの部分に損傷があり、どの血管に問題があるのかといったことを読み取ります。

ここでは主にＭＲＡの画像を紹介します。脳血管のどの部分が詰まっているとか、どこが狭窄しているか、大まかでいいですからＭＲＡの画像から読み取れるようになれば、治療による変化をより深く知ることができます。

まず、ＭＲＡによって脳内動脈がどんなふうに見えるか、Ｐ59に写真で示しました。これが正常な人の脳血管です。

血液は写真の下に見える「内頸動脈」と「椎骨動脈」(画像ではよく見えませんが、後大脳動脈につながる動脈です。Ｐ55参照）から流れてきます。そして写真の上部の方へ流れて行きます。白く光っているのが血液が流れている血管です。白い線が写真のようにつながっていれば血管は正常ですが、狭窄を起こしているところは、白だった部分が薄くなったり黒くなったりしています。脳梗塞を起こせば、その先には血流がありませんから、血管は映りません。

次の写真A、写真Bはともに、めまいと左手足の脱力感を訴えて来院された方の画像です。

写真Aには、右内頸動脈、左中、右中、右後大脳動脈に狭窄があるのがわかりますでしょうか。写真Bの方は、右中、左右の後大脳動脈に狭窄が見られます（白く丸で囲っ

写真A

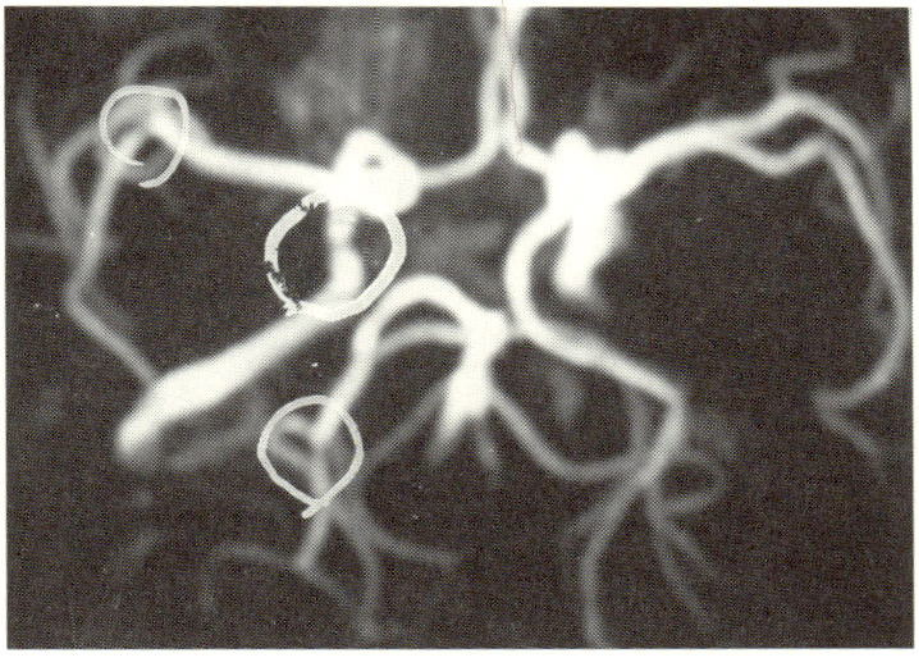

写真B

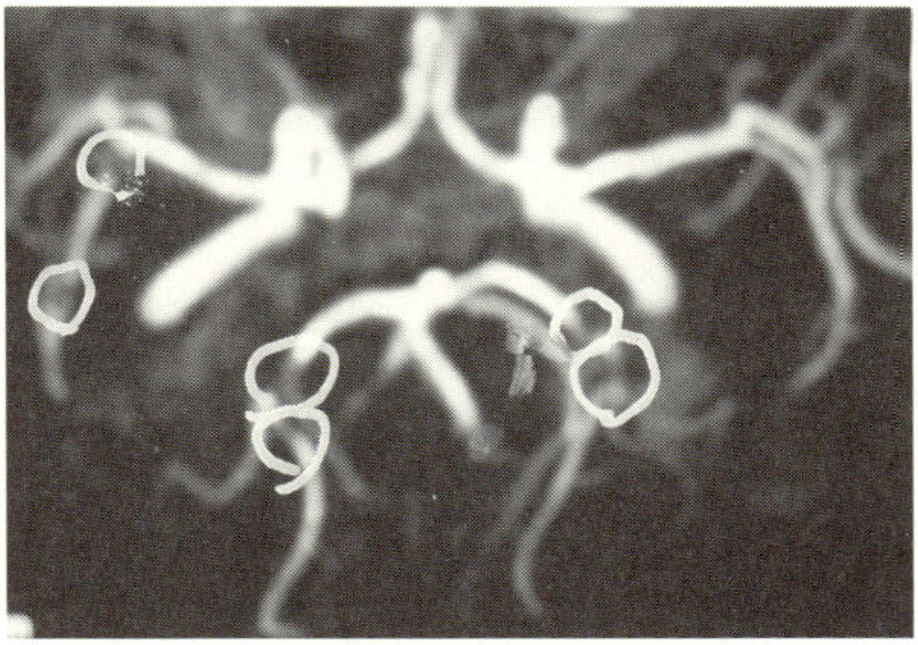

動脈の狭窄は、MRAにどう映るか

写真A、写真Bは、どちらも問題ありの方のMRA画像です。丸印の部分が血管狭窄部。血液が流れている血管は白く光っています。丸印の部分は、色が薄くなっています。そこが、血流が悪くなっているところ。つまり、狭窄が起こっているところで、それが原因で、めまいや脱力感が出ている可能性があります。このまま放置しておくと、この部分が詰まり、その先に血液が流れていかなくなることがあります。それが脳梗塞です。

（治療前）

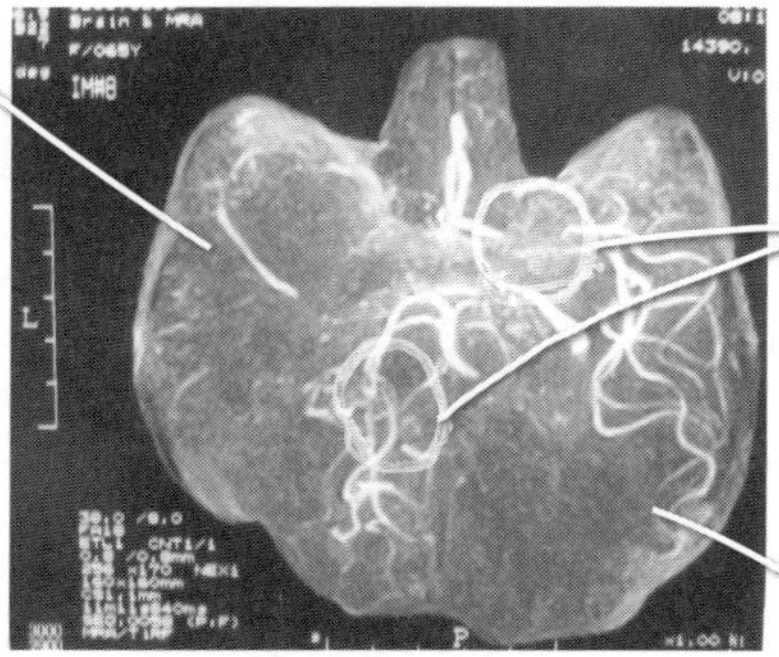
右中大脳動脈が梗塞を起こしていると思われます。ほとんど血流がありません。これが原因で左半身不随となってしまいました。

（上）

狭窄を起こしています。

（右）

（左）

（下）

血流がほとんどありません。梗塞を起こしている可能性があります。


たところが狭窄部です）。

次に治療前、治療後の変化を見てみます（上の画像）。

六十八歳の女性で、八カ月前に脳梗塞の発作を起こし、リハビリを週に二回行なっています。しかし左半身の不随があって、とても不自由な生活を強いられています。めまいがあり、バランス感覚が悪く、歩くのもままならない状態です。金澤点滴療法を十日間行ないました。

右の写真が治療前、左が治療後です。違いがわかるでしょうか。どちらも血管の状態は良くありません。しかしよく比較すると、治療後のほうは白い部分が

（治療後）

脳梗塞を起こして、血管が完全に詰まってしまうと、点滴治療をしても血流は戻りません。

（左中大脳動脈）
（右後大脳動脈）
この部分は狭窄が改善されて血流が良くなっています。

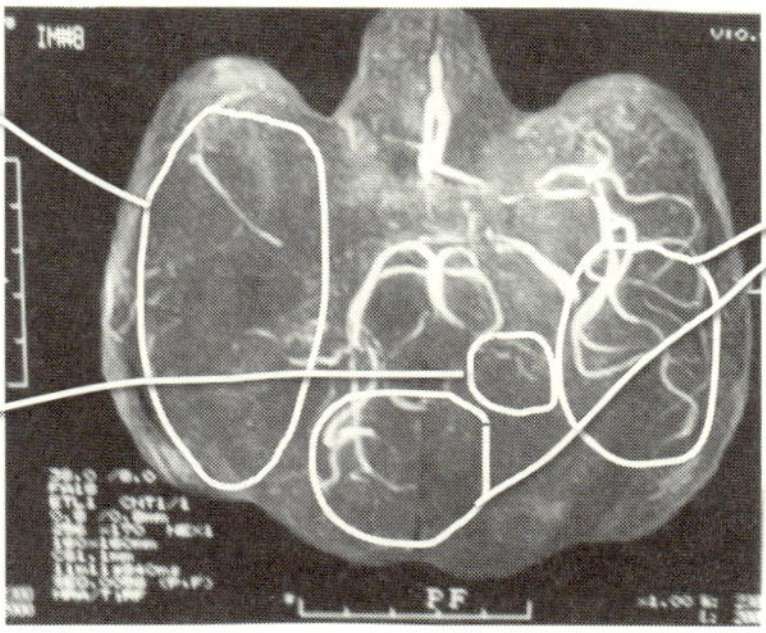

（左後大脳動脈）
少しだけ血流が改善しています。

点滴後、左半身不随は良くなりませんが、血流がよくなったことで、めまいやバランス感覚がもどり歩きやすくなります。

はっきりとしているのがわかります。はっきり見える分だけ、血流が増えているのです。

さらに丸をつけた部分。左の中大脳動脈と右の後大脳動脈に、わずかですが白い線が出てきているのがわかりますね。狭窄している部分が改善しているのです。ただし、右中大脳動脈は、血管がほとんど詰まっているため、血流の改善があまり見られません。実際に、この患者さんの右中大脳動脈の詰まりからくる左半身不随は、点滴療法をしたあともとれませんでした。

フィルム画像は慣れない方にはなかなかわかりづらいのですが、私の目には、この方の血管の状態は確実に良くなっています。その結果、左半身の不随は変わらないものの、めまいがなくなり、バランス感覚も戻ってきて、とても歩きやすくなってきました。それだけでも毎日の生活がずいぶんと楽になります。介護する人の負担も軽減します。

これから症例をご紹介します。それぞれの症例にＭＲＡの画像（症例７にはＭＲＩ画像も）も付けていますので、白い部分が太くはっきりとしたとか、黒くなっていたところに白い線が出てきたといったところを確認してください。どちらも点滴療法によって狭窄が改善したことを示しています。

ＭＲＩの画像について付け加えておきますが、私は十八枚の画像（水平の画像や横から撮った画像）をチェックして、梗塞の起こっている場所、狭窄のあるところを特定しています。ここで紹介しているのは十八枚の中で一番わかりやすいだろうと思えるものです。この画像だけでは大まかなことしか言えないということをご承知おきください（どこに問題があり、どう改善されているかはわかります）。

また、画像の見方ですが、正常な脳血管の図（Ｐ59の写真）と比べながら見てください。この画像は脳を水平に輪切りにして血管の状態を見たものですが、患者さんが仰向けになったところを足のほうから見たもの（足もとから頭を見上げる形）です。ですから、私が見て左側が患者さんの右の脳で、右側に見えるのが左の脳です。たとえば「左中大脳動脈」というのは、画像上は右側にある中大脳動脈のことです。そのあたりを注意して画像を見てください。

（症例1）手足のしびれ、歩行困難が良くなった

最初は、七十二歳の男性（Aさん）です。この方が脳梗塞を起こしたのは二〇一二年です。私のところへ来られたのは、その三年後でした。

彼の場合は、左視床の部分で梗塞が起きました。視床は自律神経やホルモン分泌にとても関係の深い間脳の一部で、嗅覚を除いた感覚を大脳皮質に伝えるための中継点です。その外側には、運動や感覚を司る神経の束があり、それが傷害を受けると手や顔の感覚が鈍くなり、顔や手足に麻痺が出たり、ろれつが回らなくなるなどのトラブルが起こってきます。

Aさんの場合は、まずは両手にしびれを感じるようになり、徐々に右手にそれを強く

（治療前）

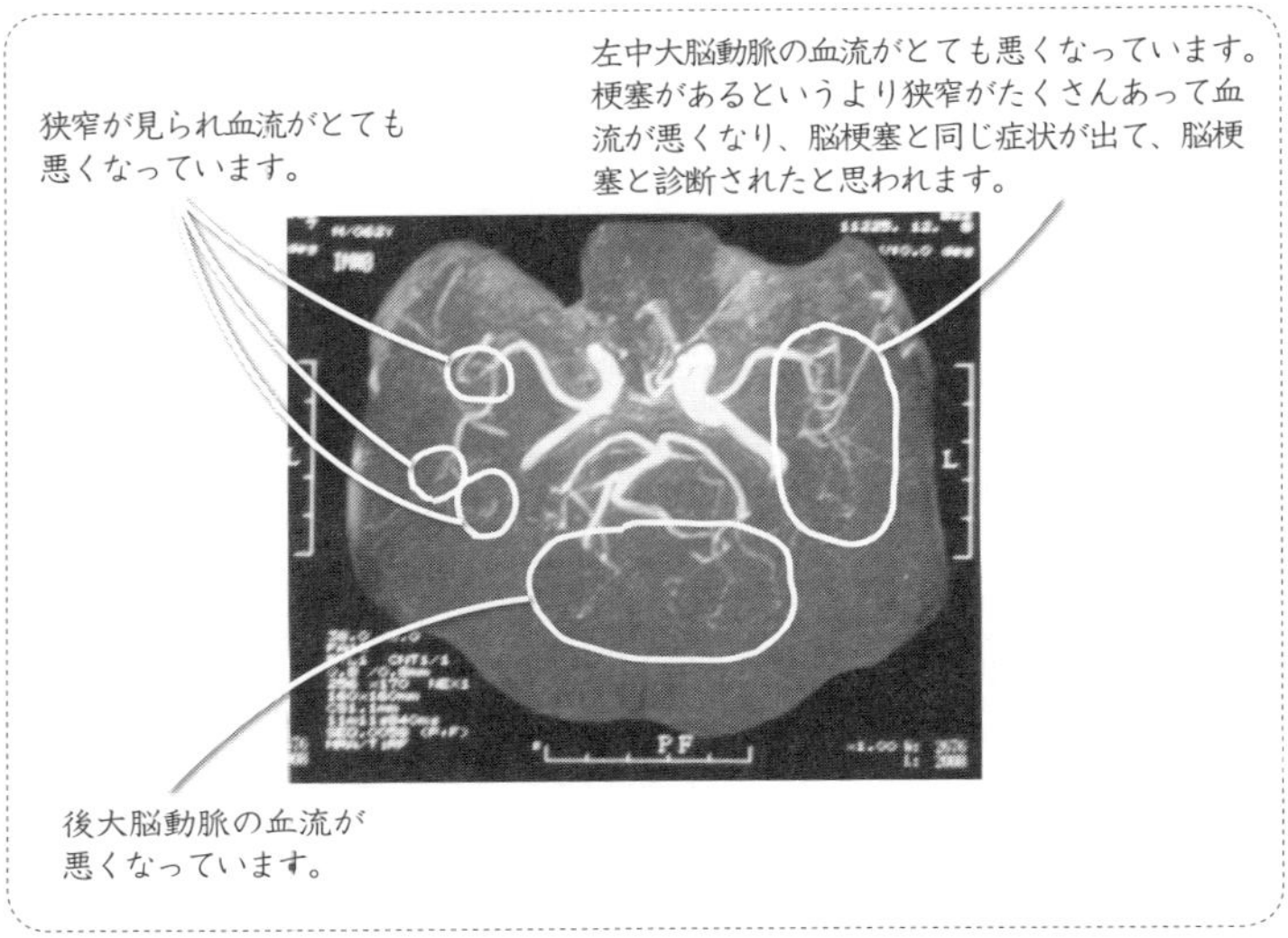
左中大脳動脈の血流がとても悪くなっています。梗塞があるというより狭窄がたくさんあって血流が悪くなり、脳梗塞と同じ症状が出て、脳梗塞と診断されたと思われます。
狭窄が見られ血流がとても悪くなっています。
PF
L
後大脳動脈の血流が悪くなっています。

感じるようになりました。

いくつもの病院を回り、リハビリの施設でも治療や指導を受けました。

しかし、症状は思ったほど良くなっていきません。良くなるどころか、徐々に歩行がうまくできなくなってきました。さらに脱力感も出てきました。このままではもっと悪くなると感じたのでしょう。いい治療はないかインターネットや本で探して、この点滴療法にたどり着きました。

来院したときのAさんは右足をひきずって、ほとんど上げることができませんでした。杖をついて、やっと歩いているという状態です。付き添っていた奥さん

（治療後）

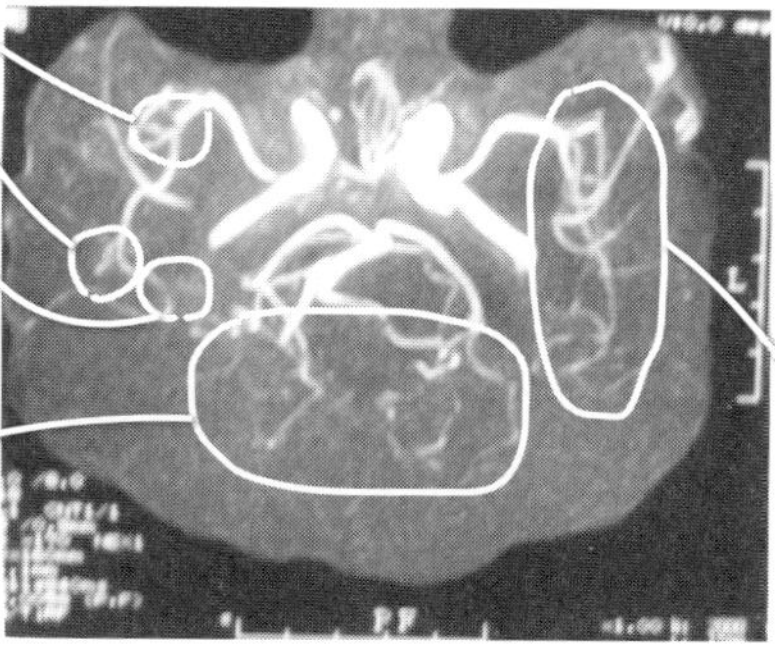
狭窄がなくなり血流がとても
良くなっています。
血流が改善
しています。
明らかに血流が良くなっているの
がわかります。点滴療法によって
狭窄が改善されたと思われます。

も、とてもつらそうでした。

検査をしてみると、Ａさんの脳梗塞は左視床だけでなく、脳血管のあちこちに狭窄が見つかりました。多発性脳梗塞と言っていますが、このままだとまた発作を起こして、今度は命に関わるか、寝たきりになる危険性もありました。

さらに後大脳動脈が狭くなっていました。後大脳動脈が詰まると、視野障害が起こることがよくあります。ひょっとしたら本人は気づいていなかったかもしれませんが、視野が狭くなったり、視力が低下するということがあったかもしれません。

Ａさんは私の説明を聞いて、「少しで

も良くなればうれしいです」と入院し、十日間の点滴療法を受けました。

それまでの三年間、彼は苦しんできました。いろいろな治療を受けても良くなりませんでした。きっとこの治療法に対しても、大して期待をしてはいなかったでしょう。長く治療を受けている人のほとんどが、どんな治療法に対しても疑心暗鬼になっています。それも仕方がないと思います。期待しては裏切られることが多かったわけですから。

ですから私は、きちんとしたデータを基にお話をするようにしています。とにかく患者さんに信頼してもらわないことには治療は始まりません。そのためにはていねいに説得力のある話をし、口だけではなく、なるべく早く効果を出すようにしないといけません。患者さんに信頼されるようになると効果は高まります。

Aさんの場合、すぐに変化が出ました。この治療で良くなるぞという実感があったのでしょう、表情が変わりました。退院するときには、右手を自由に動かせるようになりました。ほとんど動かなかった右手です。私の前で、手が上がるのは三年ぶりだと、にこにこしながら右手を動かして見せてくれました。うれしかったでしょう。私も、こういう姿を見せられると、うれしくてたまりません。また、スムーズに歩けるようにもなりました。杖も必要ありません。上がらなかった右足がすっと上がります。私の前で歩いて見せてくれました。

入院前のような脱力感や無力感もなくなりました。生きる希望が湧いてきたようです。まだ多少の違和感は残っているようでしたが、前とは比べものになりません。「仕事に復帰する」と言い出すほど気力も充実してきました。

人間には自然に治ろうとする自然治癒力があります。この自然治癒力は、心の持ち方と深い関係があることが、最近になってわかってきました。希望があると、自然治癒力は大いに高まります。

Aさんは、回復へのスイッチが入ったので、これからますます良くなっていくだろうと大いに期待しています。

（症例2）言葉が出るようになり、手も上がるようになった

六十四歳男性のBさんです。二〇一三年に左側頭部に梗塞を起こしました。左側の側頭部が損傷を受けると、言葉が出にくくなります。人の話していることが理解しづらくなったりします。

倒れてからの二年間、Bさんはいくつもの病院で治療やリハビリを受けました。思うように効果が出ない。リハビリはきついということで、精神的にかなり参っている様子でした。左側頭部にダメージを受けると、ユーモアがなくなるという症状が出ることもあります。脳梗塞というつらい体験の中で、ユーモアをもてというのは難しいことですが、Bさんの表情は鉄仮面のようで笑顔などまったくありません。

言葉がうまく出ないので、付き添ってきた奥さんが、今までの治療、症状の変化を一生懸命に説明してくれました。右の手足に軽度の麻痺もあり、うまく歩行ができず、よくつまづくのだとおっしゃいました。

「腕は上がりますか?」

と質問すると、両手を上げようとするのですが、左手は真上に上げられても、右手は肩までしか上がりません。

まだ六十四歳ですが、脱力感もあって十歳以上も年を取ってしまったように意気消沈した様子でした。

脳梗塞を起こしてその後遺症で落ち込んでいる患者さんの姿を見ると、私は自分の五十代のころを思い出します。人生の大きな挫折であり転機でした。大学の教授選で落選してしまったのです。自分もまわりも、私が教授になるだろうと信じていました。しかし蓋をあけると、決選投票になり、わずか一票の差で落選しました。人生最大の挫折感を味わいました。教授選に落ちるというのは私だけの問題ではなく、部下たちも出世への道が閉ざされることになります。自分が教授になれなかったこともショックでしたが、それ以上に後輩たちの未来を奪ってしまったことに苦しみました。

教授になれなければ大学にも居づらくなります。今までやってきた研究のこと、後輩たちのことで後ろ髪を引かれる思いで大学を去り、民間の病院に就職しました。あのときの私は、脳梗塞になって将来に希望をなくし、家族にも迷惑をかけていることで罪悪感をもっている患者さんと同じ状態だったかもしれないな、と思い起こすことがあります。

しかし、ああいう挫折を体験したからこそ、脳梗塞の患者さんの気持ちも推察できるし、患者さんとも近い距離で話ができます。これは臨床医としてはとても大切なことです。そういう意味で、教授選に落ちたことは、医師としての人生に大きなプラスとなりました。元気のないBさんの姿も、私には他人事には思えませんでした。何とか回復してほしい。笑顔を見せてほしいと願いながら診察をしました。

（治療前）

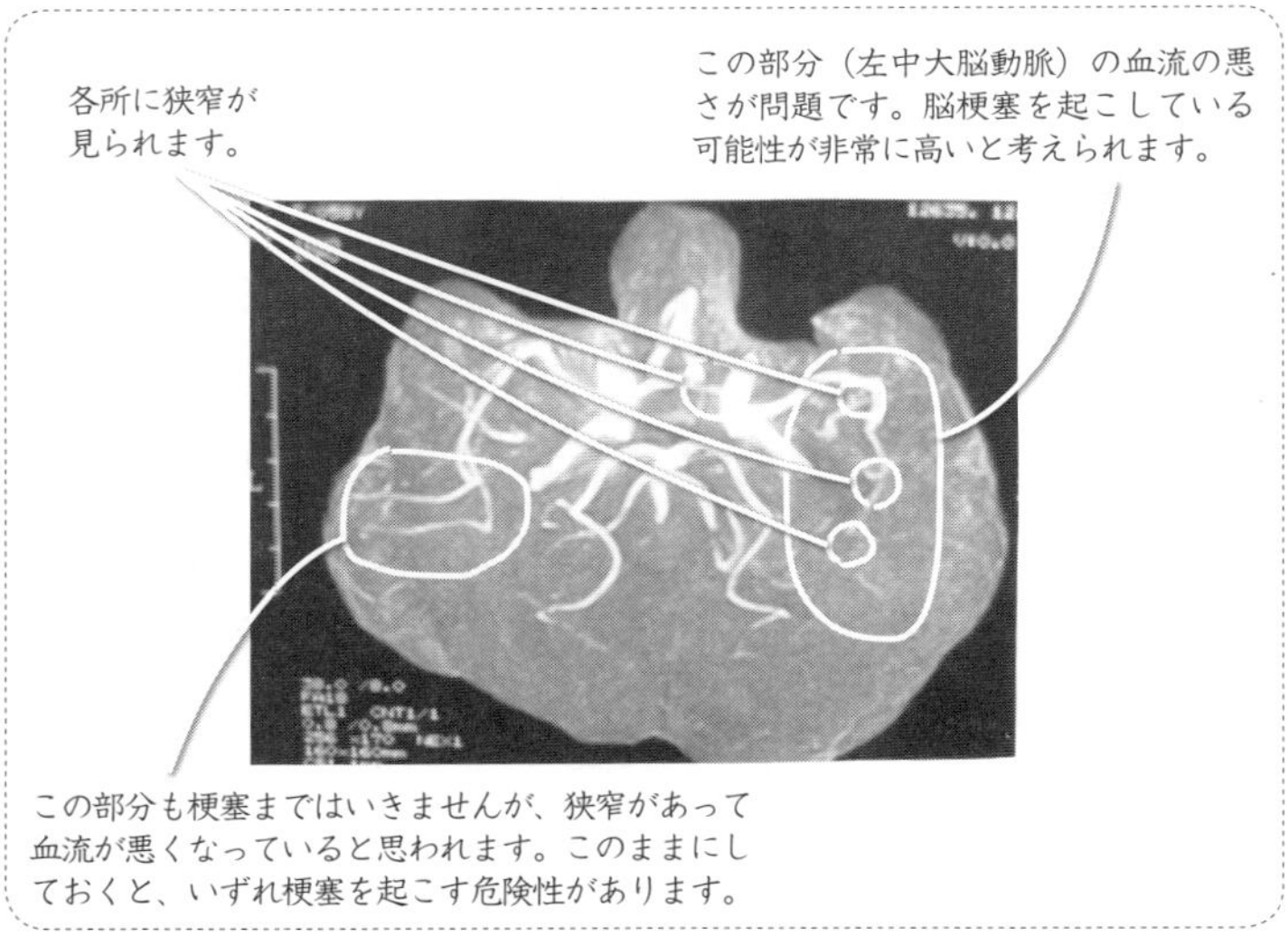
この部分（左中大脳動脈）の血流の悪さが問題です。脳梗塞を起こしている可能性が非常に高いと考えられます。
各所に狭窄が見られます。
この部分も梗塞まではいきませんが、狭窄があって血流が悪くなっていると思われます。このままにしておくと、いずれ梗塞を起こす危険性があります。

検査をすると、中大脳動脈と後大脳動脈に十二個の狭窄が見られました。十二個というのはけっこう多い数です。中大脳動脈はもっとも脳梗塞の起こりやすい血管です。脳梗塞を起こす60～70％はこの血管が詰まります。中大脳動脈が詰まると、麻痺、知覚麻痺、視力障害などが起こります。再発への赤信号が灯っている状態です。

Ｂさんの症状は、脳梗塞が原因であると同時に狭窄が十二個もあるのですから、脳内の血流が妨げられていると画像を見ながら感じました。狭窄をとることで、再発を防ぐだけでなく症状も改善するはずです。それには、点滴療法が非常に効

（治療後）

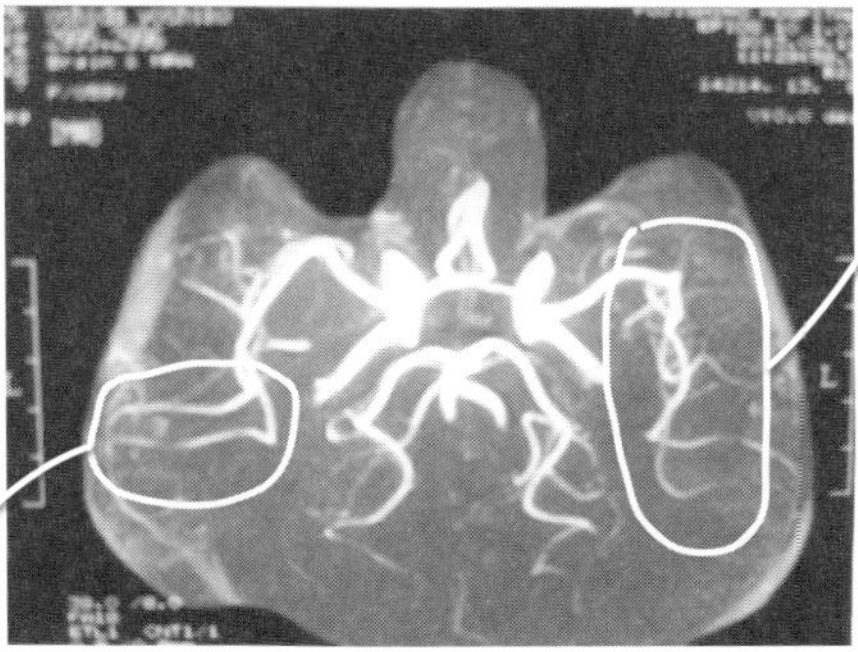

とても血流が良くなっています。血管が完全に詰まっていれば、血流は戻りませんから、血流が良くなったということは、完全に脳梗塞を起こしていたわけではないと考えられます。

血流が良くなっているのがわかります。狭窄がとれることで改善しました。再発の予防ができた一例です。

果を発揮するタイプと言えます。

金澤点滴療法を十日間行ない、その後検査をすると十二個あった狭窄が四個に減っていました。これで脳内の血流はかなり良くなっているはずです。すぐに症状の変化として現われました。

まず言葉がずいぶん楽に出るようになりました。ときどき笑顔を見せます。歩行障害は少し残っていますが、それでも本人は「楽になった」とおっしゃっています。脱力感はほとんどとれ、生気が戻ってきました。

「手を上げてみてください」と言うと、両手を勢いよく頭上に上げてくれました。上がらなかった右手も、左手と同じように真上まで上げられます。

これだけ言葉も出て、手足も動くようになれば、日常の生活はまったく違ってきます。家族の負担も激減します。これからはBさんにも奥さんにも、もっと笑顔が出るようになるでしょう。脳梗塞になると、大変な苦労を強いられます。しかしここまで良くなったのですから、この体験をぜひプラスに変えていただきたいと願うのです。

(症例3) 左半身の不随、視力低下からの回復

六十八歳の男性、Cさんの症例です。

二〇一二年に脳梗塞のため左半身不随となりました。MRI・MRAの画像を見ると、後頭葉に小さな梗塞が見つかり、右中大脳動脈と後大脳動脈の血流がとても悪くなっていることがわかりました。

左半身不随は、右中大脳動脈の詰まりからきていると思われます。また後頭葉は、主に視覚情報を処理している場所です。ここにトラブルが発生すると、目から入った情報がうまく処理できないので、目に異常がなくても物が見えなかったり、視界に入ったも

のが何かを判断できなかったりします。目の前に顔見知りの人がいて、その人の姿形ははっきりと見えているのに、だれだかわかりません。

最初のうちは半身不随だけでしたが、二〇一五年ごろから視力が悪くなり、物が重なって見えるようになりました。眼科で眼底検査などをしましたが、悪いところはないと言われました。しかし物は重なって見え、立体感がつかめなくなって困っていたそうです。まさに典型的な後頭葉の傷害による症状です。

来院されたのは二〇一六年二月です。倒れてから四年近くが経過しています。あちこちの病院へ行ったそうですが、なかなか良くならないし、リハビリを続けても効果はあまり出ませんでした。

「もう時間もたっているので、良くならないと思いますけど……」

と奥さんも半ばあきらめ気味でした。Cさんはその横でしょんぼりとしていました。きっとかつてはバリバリ仕事をしていた方のはずです。それが風船がしぼんでしまったような状態になっています。病気はその人からエネルギーをどんどん奪っていきます。私たち医師は、そういう人にエネルギーを注ぎ込む仕事なのだなとつくづく思います。

Cさんは歩行障害があり、左足をひきずるようにしてやっと歩いていました。杖がな

（治療前）

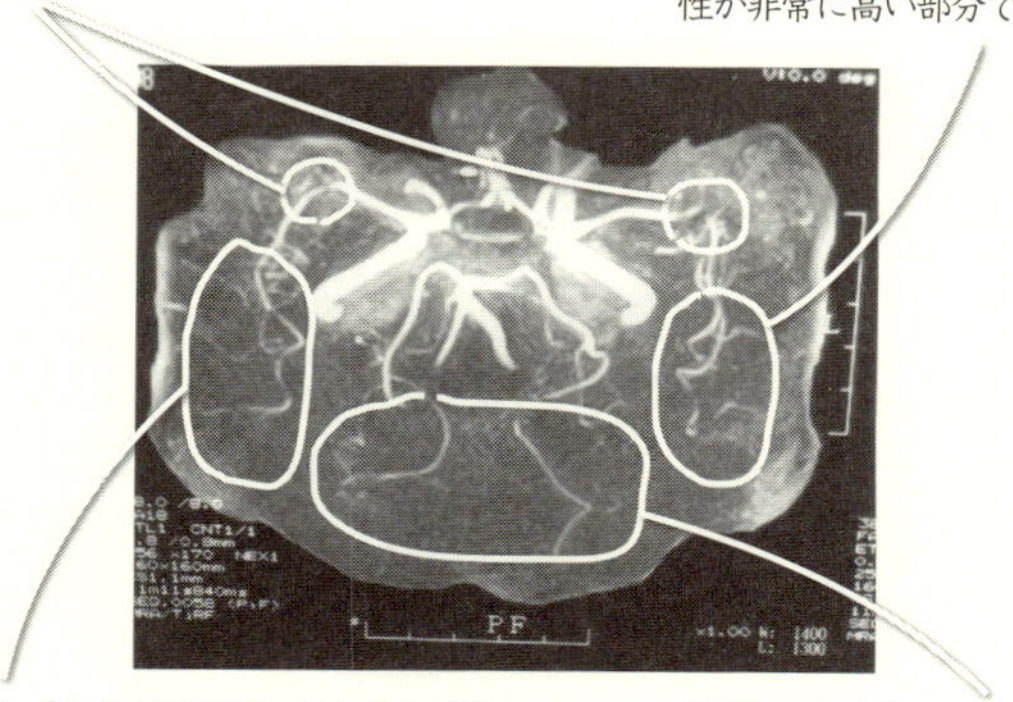
狭窄が見られます。
とても血流が悪くなっています。このままだと脳梗塞を起こす可能性が非常に高い部分です。
この部分（右中大脳動脈）に大きな問題が見られます。とても血流が悪くなっていて脳梗塞と診断されました。
後頭葉の血流がとても悪くなっています。ここもこのままでは脳梗塞を起こす危険性があります。

いと転んでしまうほどでした。視力も悪くなっていました。本を読むのが好きだったようですが、とても読めるような状態ではありませんでした。字を書くことができなくなっていました。視力が悪くなっているばかりではなく、文字認識にも問題がありました。

検査をすると、多発性脳虚血（脳内の血管のあちこちで血流が悪くなっている）、中大脳動脈虚血（中大脳動脈で血流が悪くなっている）状態でした。脳全体の血流がとても悪くなっています。こういう場合、狭窄している部分の血流が良くなれば症状がかなり改善する可能性があります。

（治療後）

狭窄が消えています。そのために驚くほど血流が良くなっています。完全な梗塞を起こしていたわけではなく強い狭窄だったので脳梗塞と同じ症状が出ていたと考えられます。

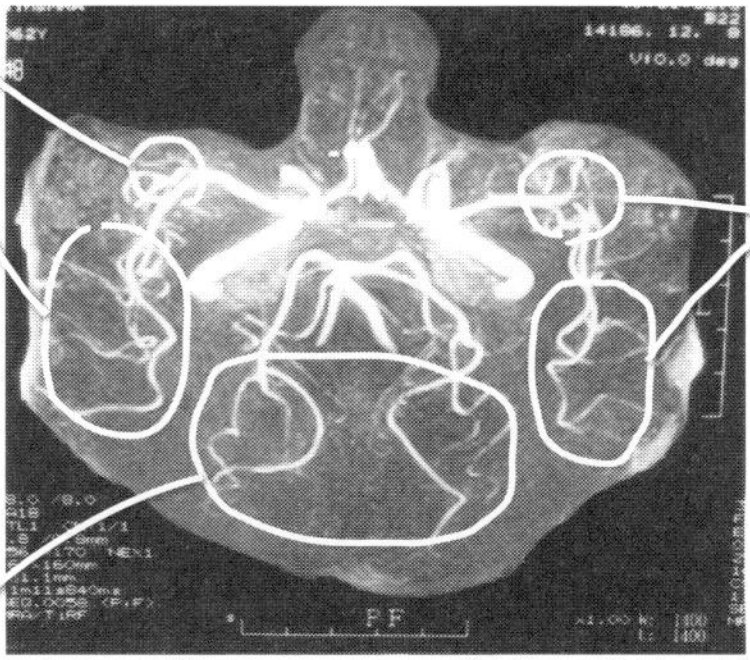

狭窄がなくなり血流が良くなっています。

血液がとても良くなっています。

ほかの症例と見比べてもわかりますが、点滴治療後の血流は、健康な人と同じレベルになっています。

十日間の点滴療法を行ないました。すべてではありませんが、狭窄部はかなり改善しました。症状としては、視力が少し回復し、完全ではないまでも文字が書けるようになりました。物が立体的に見えるようになったそうです。後頭葉にかなり血液が届くようになり、視覚情報の処理がスムーズになってきたと考えられます。

何よりも喜ばれたのは、歩行障害がほとんどなくなったことでした。ほとんど足を引きずることもなく、杖も必要なくなりました。脱力感も少なくなり、体も気持ちもしゃんとしてきたとおっしゃっていました。

来院したときは、本人も家族もこれ以上良くならないとあきらめていましたが、「もっと良くなりたい」という前向きの気持ち、そこから「もっとよくなるに違いない」という希望が出てきました。

「真剣にリハビリをやって、もっと改善できればと願っています」

と、力強い言葉を残して退院して行かれました。

（症例４）左半身の麻痺と歩行困難が改善した

次に女性の症例で、八十三歳のＤさんです。

高齢ですがとても元気に暮らしておられた方です。異変が起こったのは二〇一六年五月十六日でした。朝起きると、急に左手と左の下肢が動かなくなり、言葉も出づらくなりました。

慌てて家族が近くの病院へ連れて行き検査をしたところ、右側の側頭部に梗塞が起こっていたようです。いくつかの病院で治療を受けましたが、左半身に麻痺が残りました。左足を引きずらないと歩けなくなっていました。その後、リハビリも一通りはやったようですが、あまり効果がなかったそうです。

知り合いの紹介で金澤点滴療法のことを知り、私を訪ねて来られました。とても気丈な人で、「良くなりたい」という意欲がはっきり感じられました。

私の医者としての経験と感覚で言うと、病気をしたときはどうも女性のほうが強いように思います。男性はたいていしょんぼりとしています。健康で動き回るのが男性の存在価値なのでしょうが、病気になると男性であることを否定されてしまうような無力感を感じるのかもしれません。その点女性には、「このままで終わってたまるか」というたくましさを感じます。

Dさんは、自分から決して「もうダメだ」とあきらめませんでした。そのためか、高齢にもかかわらずリハビリを一生懸命にできたのでしょう。効果がなかったと本人は言っていましたが、寝た切りにならなかったのは積極的にリハビリに取り組んだからだと思います。

検査をすると、梗塞を起こしているところ以外に前・中大脳動脈に虚血（血流の悪さ）が見られました。とても重要な動脈の血流が悪くなっているわけです。これが良くなれば症状もかなり改善する可能性はあると思われました。

（治療前）

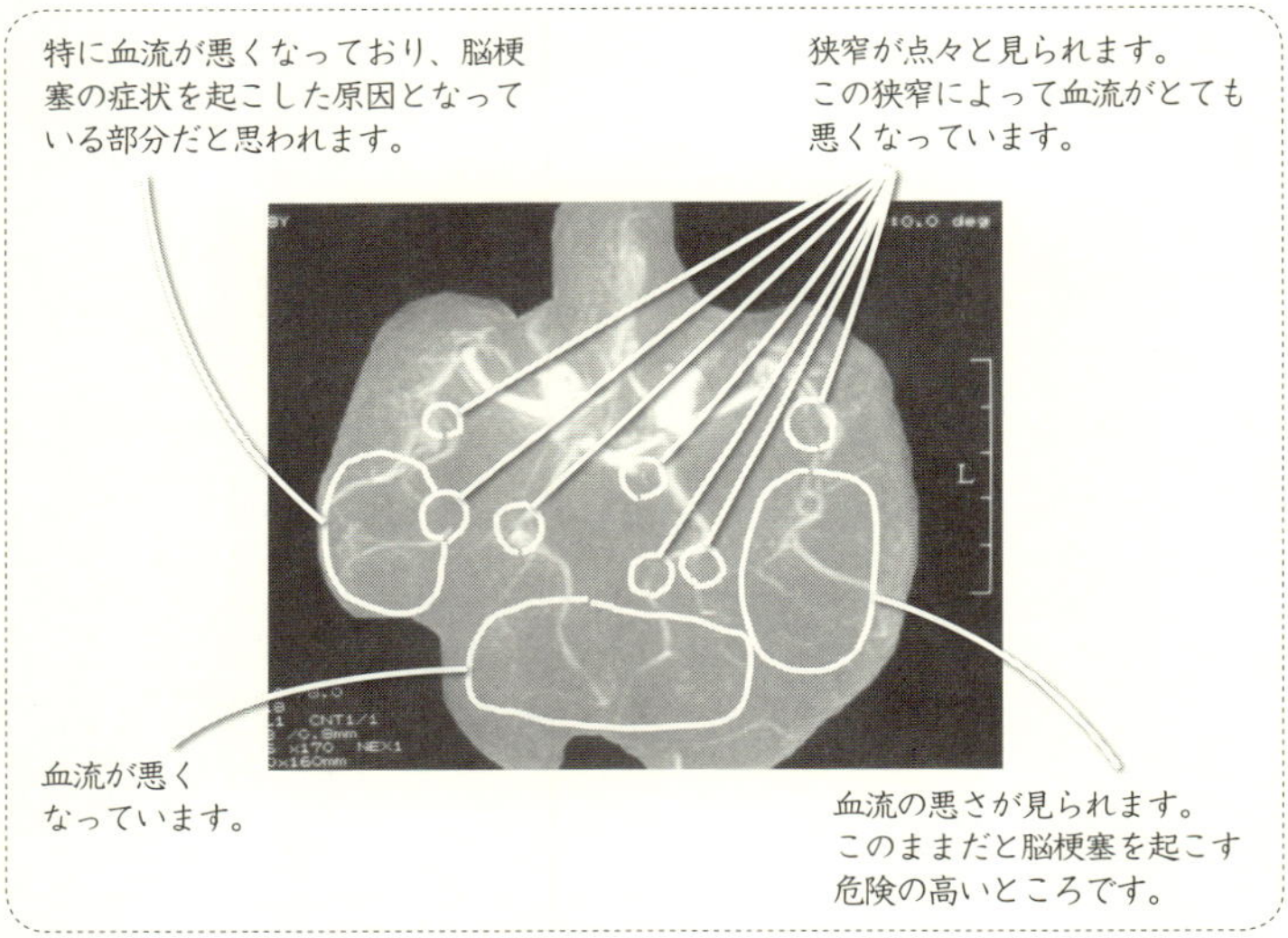
特に血流が悪くなっており、脳梗塞の症状を起こした原因となっている部分だと思われます。
狭窄が点々と見られます。この狭窄によって血流がとても悪くなっています。
L
血流が悪くなっています。
血流の悪さが見られます。このままだと脳梗塞を起こす危険の高いところです。

十日間の点滴療法を行ないました。すると予想以上に前・中大脳動脈の狭窄が少なくなり、血流が良くなりました。

こういう結果が出ると本当にうれしいものです。私自身の生きる力にもなってくれます。私が元気で現役の医師を続けていられるのは、こういう場面に遭遇することができるからです。

退院時には、左下肢の動きがずいぶん楽になったと喜んでおられました。言葉もいい感じで出るようになりました。こちらがびっくりするくらい、いろいろな話をしてくれました。もともとおしゃべり好きな方なのでしょう。そういう方が脳梗塞によってスムーズに話せなくなる

（治療後）

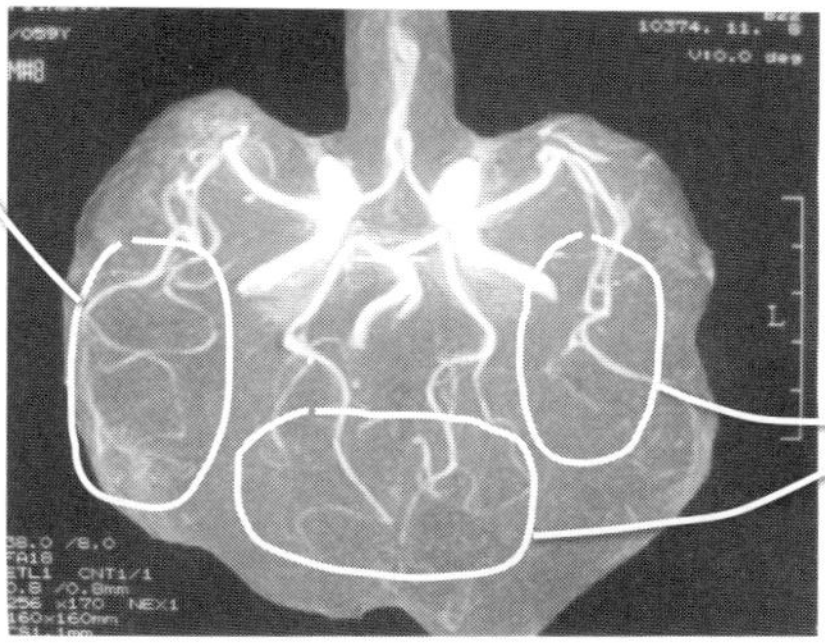
たくさんあった狭窄が
ほとんど見られなくなっています。
その分、脳全体の血流がとても良くなっています。
血流がとても
良くなっています。
血流がとても
良くなってい
ます。

というのは本当につらいことだったでしょう。

左半身の動きも徐々に良くなりました。完全とは言えませんが、歩き方や手の動かし方を外から見ても、はっきりと良くなっていることがわかります。

年齢から考えれば、脳梗塞がきっかけで寝た切りになってしまったとしても不思議ではありません。しかし「良くなるんだ」という意欲があったからこそ、この治療法と縁ができて、実際に症状も改善できたのです。どんな状況であっても可能性はありますので、あきらめないでください。及ばずながら精いっぱい手助けをさせていただきたいと思います。

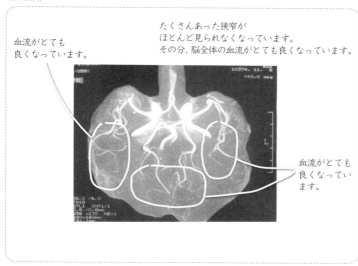

（治療前）

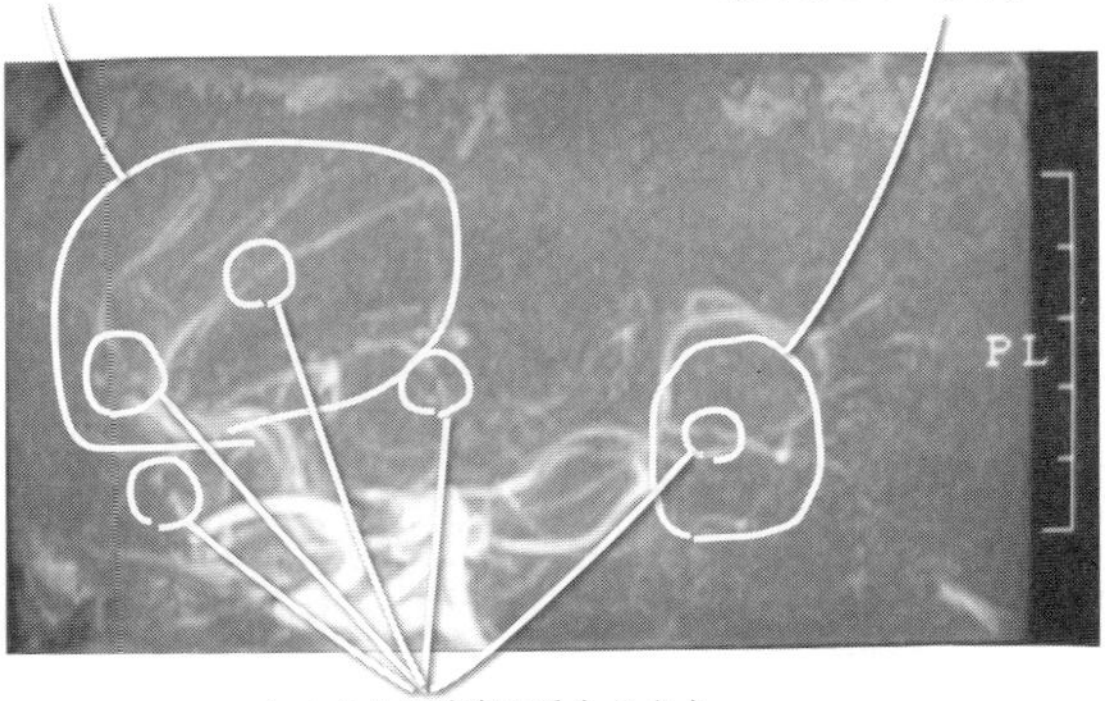
（側面から見たMRAの画像）
中大脳動脈、前大脳動脈が今にも詰まりそうなほどの血流です。
後大脳動脈もとても血流が悪くなっています。
PL
たくさんの狭窄が見られます。

（症例5）治療後、すたすた歩けるようになった

七十二歳の男性、Eさんです。二〇一二年に風呂場でふらついて、ふとんに入ると起きられなくなりました。

第一章のKさんもそうでしたが、お風呂場で脳梗塞（脳出血や心筋梗塞も）の発作を起こす人は少なくありません。特に冬場は要注意です。

温度差によって血圧が上がったり下がったりして、血管に大きな負担がかかり、ヒートショック（急激な温度差がもたらす体への悪影響）を起こしたりするから

（治療後）

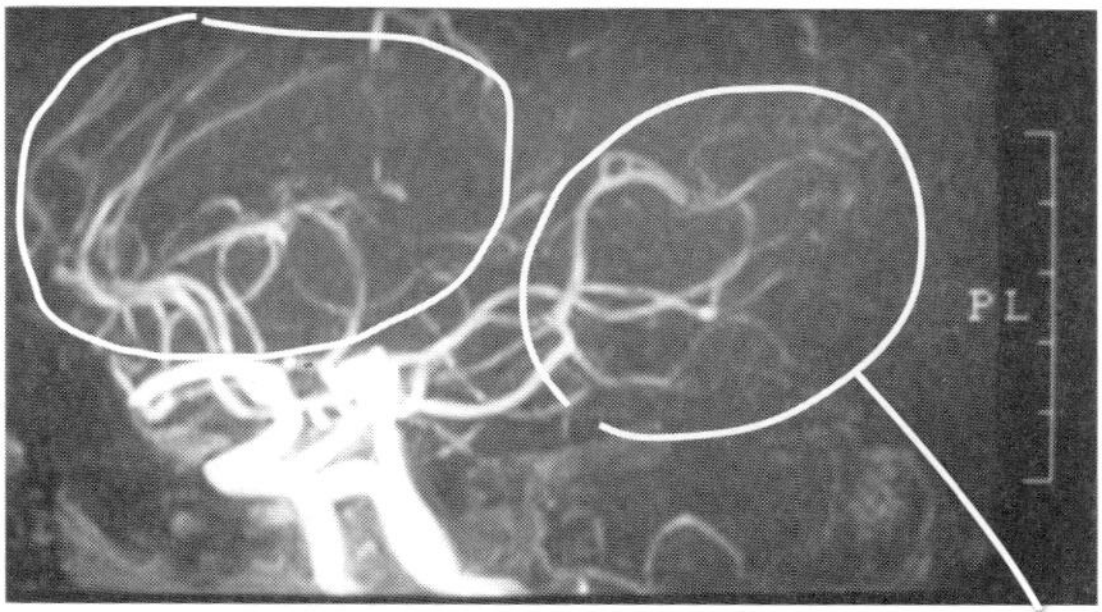

血流がまるで違ってきています。画像がとても鮮明になっているのは血流が良くなっているのを示しています。血流が末端部まで行っているのもわかります。狭窄も改善しています。

です。温かい部屋から寒いお風呂の脱衣所に入って裸になれば、寒さで末梢血管が収縮し、血圧が上がります。冬は寒いので、熱めのお湯に入る人が多いと思います。急に熱いお湯に入ると、血管は収縮します。血圧がさらに上がるわけです。ヒートショックも起こりやすくなります。しばらくお湯につかっていると、今度は体がリラックスします。だから血管が拡張します。そうなると今度は血圧が下がります。

このように、血圧が急に上がったり下がったりすれば脳出血を起こしやすくなります。

ゆったりとお風呂に入っていると、血

（治療前）

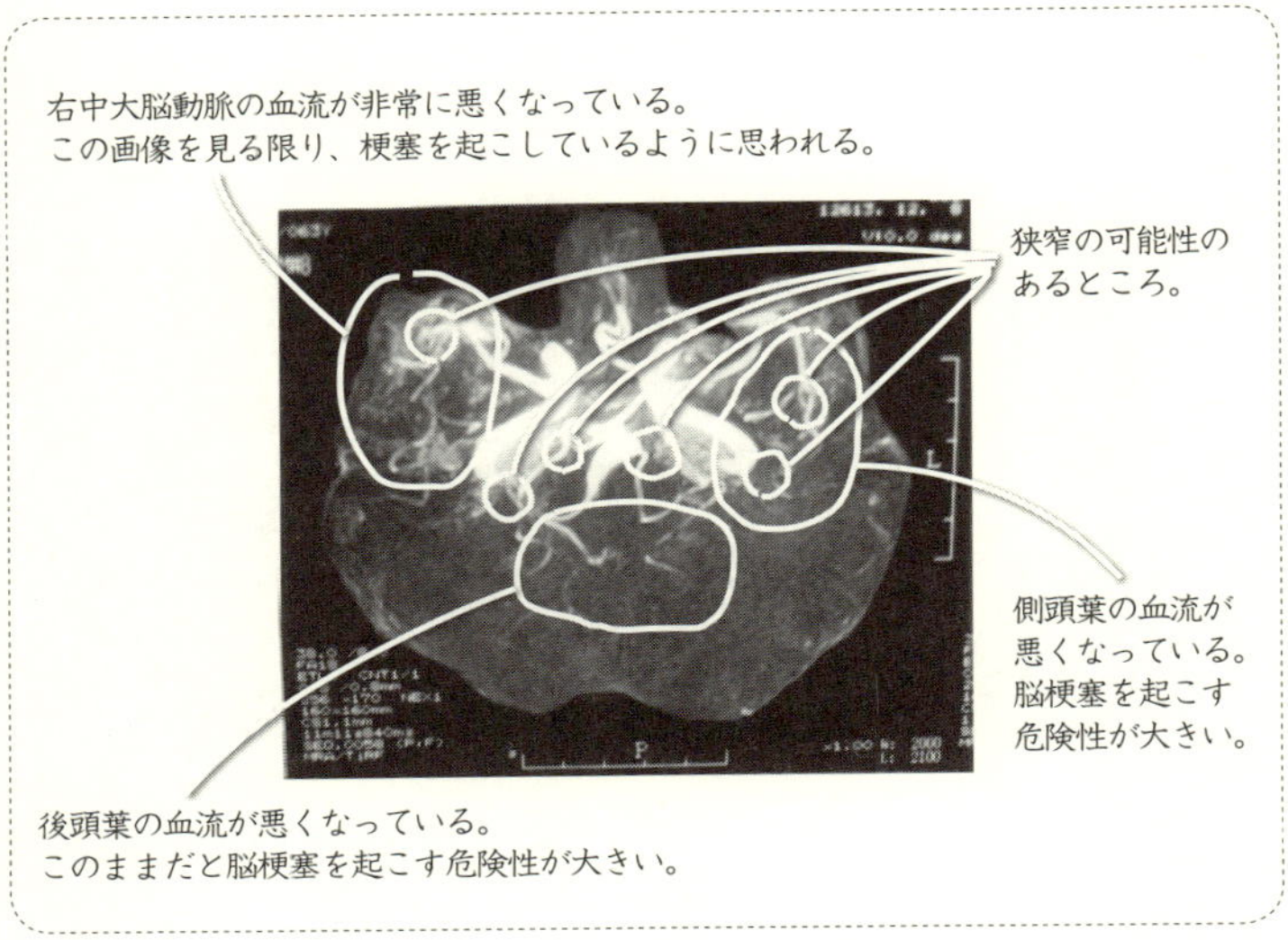
右中大脳動脈の血流が非常に悪くなっている。
この画像を見る限り、梗塞を起こしているように思われる。
狭窄の可能性のあるところ。
側頭葉の血流が悪くなっている。脳梗塞を起こす危険性が大きい。
後頭葉の血流が悪くなっている。このままだと脳梗塞を起こす危険性が大きい。

圧が下がり、さらには汗をかくことで体内の水分の量が減りますから、脳梗塞や心筋梗塞を起こすことにもつながります。

そうならないためには、まずはお湯の温度をぬるめにすることです。四十度以下に抑えるのがいいとされています。脱衣室や浴室にも暖房をすることです。生活している部屋との温度差を少なくしてください。お酒を飲むと血圧が上がったり、血管が拡張したりしますから、酔ってお風呂に入るのは危険です。

Eさんの場合も、お風呂場でふらついた時点で脳梗塞を起こしていたと思います。ふとんに入ってからその影響が出て、動けなくなったのでしょう。

（治療後）

脳梗塞を起こしていたと思われる右中大脳動脈の血流が回復している。完全に梗塞を起こせば血流は戻らないので、右中大脳動脈は完全に詰まっているわけではなく、強い狭窄があったと思われる。たくさんの狭窄があるので脳全体の血流が悪くなり、脳梗塞の症状が出ていた可能性もある。

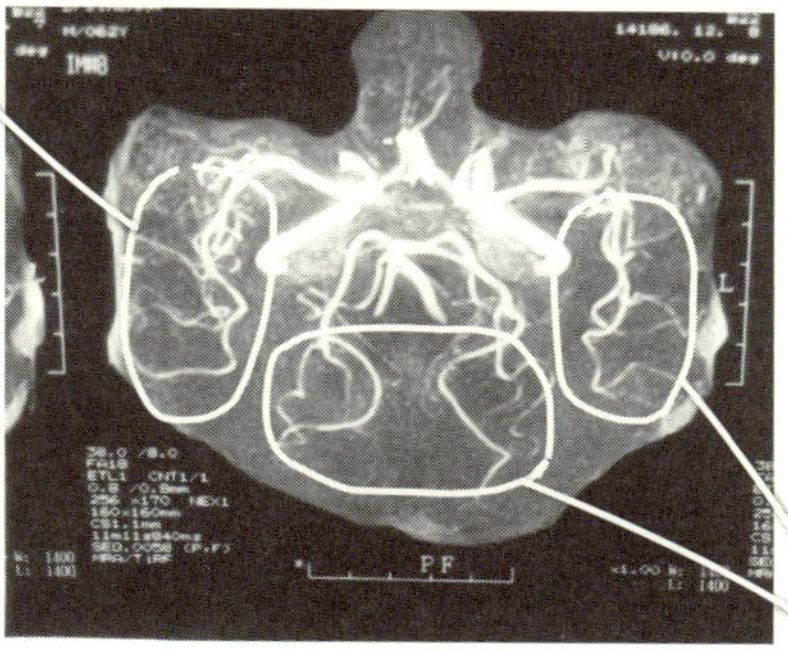

狭窄がなくなり
血流が良くなっている。

救急車で搬送され、即入院となりました。二カ月の入院でした。治療とリハビリを受けましたが、左半身に麻痺が残り、左足をひきずりながら、何とかやっと歩く状態でした。

これですんだからよかったと自分を慰めていたようですが、時間がたつに連れて体がだるくて、だんだん動くのが億劫になってきました。そのまま成り行きに任せていると、ますます動かなくなって、気持ちも落ち込み、うつ状態になる危険もあります。

Eさんは、このままではいけないと思いました。何かよい治療法がないものかと探し回って、私の治療法のことを知ることになり、来院されたのです。

左半身の麻痺はつらそうでした。麻痺しているというのは、何とも言えない不快な感覚です。正座して足がしびれているような状態がずっと続いている、と考えてください。歯の治療で麻酔を打ったような感覚です。Ｅさんはお茶を飲んでも、口からよだれを垂らすようにこぼしてしまうこともあったようです。そんな状態はたったの数分や数時間でも不自由なのに、それが何年も続くのですから、どれほどつらいか想像できます。

検査をすると、右中大脳動脈の一部の閉塞と脳血管の狭窄が四カ所見つかりました。閉塞した部分は良くならないとしても、この狭窄がなくなれば左半身の麻痺もかなり楽になるだろうと思われました。

十日間の点滴療法を行ないました。再び検査をすると、狭窄部がきれいに消えていました。閉塞していたと思われる右中大脳動脈の血流も良くなっています。画像を見るとびっくりするほど改善しています。

症状もうれしいくらいに回復しました。歩き方がまったく違ってきました。驚くほど足の動きが良くなりました。治療前はよたよたと歩いていた人です。それが、ふらつくこともなくすたすた歩けるようになったのです。あれなら一人で外出しても安心していられます。脱力感もとれてきたようで、前向きの気持ちも出てきました。左半身の麻痺は少しだけ残っていますが、以前とは比べものにならないくらい良くなっていると本人は喜んでおられました。

（症例6）弱っていた握力が元に戻った。歩行も楽になった

七十二歳男性のFさんです。この方は発症して二日後に来院されました。突然手がしびれ、右半身が麻痺してきたそうです。

しびれやふらつき、頭痛といった症状が出たときには、すぐに救急車を呼んで病院へ行くようにしてください。二日も待ったのは、「一時的なもので、一晩寝れば治るかもしれない」という気持ちだったのだと思いますが、脳梗塞を起こすと六時間くらいで神経細胞が死んでしまいます。これが脳関係の医師たちの共通認識です。症状が出たときにはすでに二〜三時間ほどたっていますから、残り三〜四時間の勝負です。それでも病院へ行けば、検査がありますから、治療が始まるときにはもうタイムリミットを超えている場合がほとんどです。それでも、早く対処すればするほど、後遺症が少なくてすむ

（治療前）

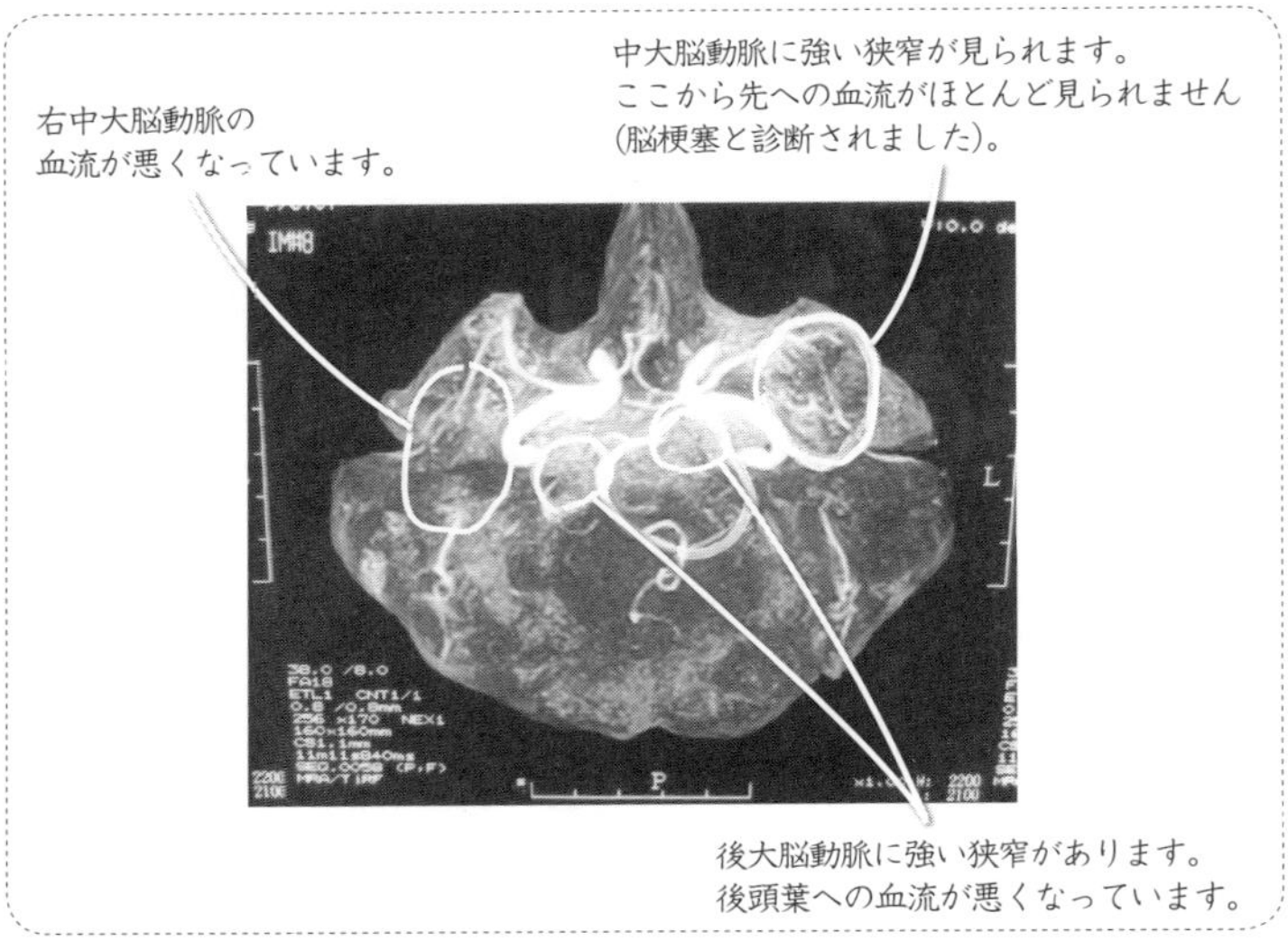
中大脳動脈に強い狭窄が見られます。
ここから先への血流がほとんど見られません
（脳梗塞と診断されました）。
右中大脳動脈の
血流が悪くなっています。
後大脳動脈に強い狭窄があります。
後頭葉への血流が悪くなっています。

可能性は高くなります。

六時間のタイムリミットというのは、私が大学で研究していたころウサギの実験で確認したことですが、今では公になっている時間です。ウサギに脳梗塞を起こさせるにはどうするか、余談ですがウサギの実験について少しお話ししておきます。

私はウサギの内頸動脈からセファデックスG75というコンペイ糖のような形をした小さなビーズを注入するという方法を考えました。それが血流に乗って脳に運ばれます。ビーズが血管を流れていく途中で、赤血球がセファデックスのギザギザの部分にくっついて、徐々に大きく

（治療後）

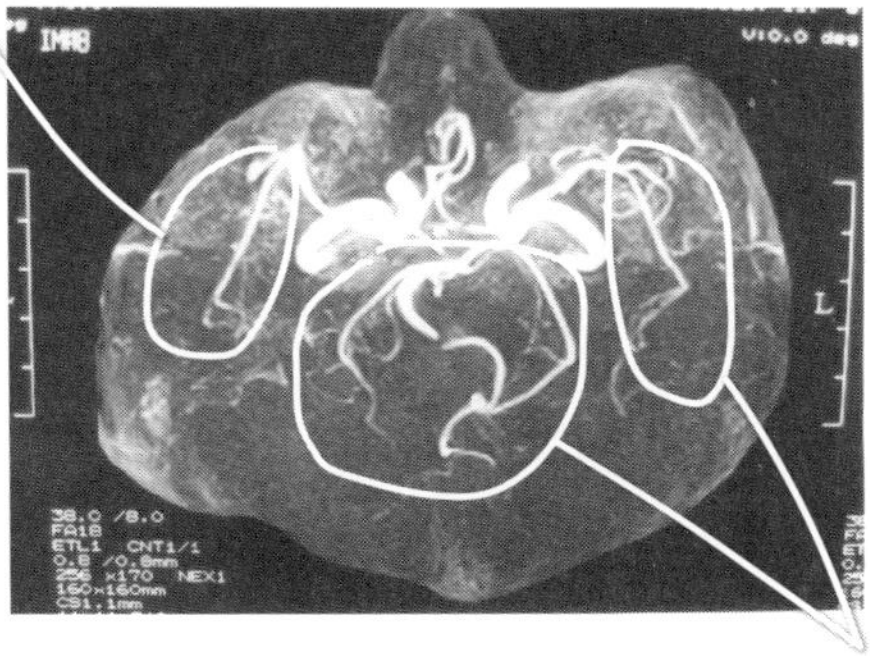
血流が良くなっています。
IMAG
L
狭窄が改善して
血流が回復しています。

なります。血栓と同じように、それが血管に詰まってウサギが脳梗塞を起こすのです。脳梗塞を起こして、十分後、二十分後、四十分後、一時間後、二時間後、三時間後……その後死んだウサギを解剖して、脳の変化を電子顕微鏡を使って調べました。その結果、六時間たつとウサギの脳の神経細胞が死んでしまい、回復できない状態になっていることがわかったのです。

この実験では二百二十羽という多くのウサギのお世話になりました。そのおかげで脳梗塞からの回復という極めて重要な研究の一端が解明でき、治療の役にも立っていると思っています。動物たちにはすまないことですが、こうして医学は発展しています。ウサギがいなければ私の研究は成り立ちませんでしたし、命を捧げてくれたウサギたちにはいつも感謝の気持ちでいっぱいです。

さて、Ｆさんは発症して二日たっての来院でしたから、六時間はとっくに過ぎています。梗塞を起こした血管の先にある神経細胞は残念ながら死んでいます。一度死んだ神経細胞はもう元には戻りません。後遺症は避けられない状態です。いかに後遺症を軽くするか。この時点での治療は経過時間が大事なポイントとなります。

検査をすると左視床外側部に梗塞があることがＭＲＩ画像でわかりました。視床の外側には運動神経や感覚神経がありますので、そこに傷害が起きると手足が動かなくなったり、麻酔を打ったようにしびれて半身の感覚がなくなったり、痛みを感じなかったり、温度を感知できなくなったりします。

Ｆさんの場合は、握力がとても弱くなって、何かをもつと、手や指に意識を集中していなければつかんだものを落としてしまいます。言語障害やめまい、耳鳴りはありませんでしたが、右足がうまく動かず、歩くのに難儀していました。右半身の脱力感もありました。

ＭＲＡの検査では、血管の狭窄が六カ所見つかりました。左右大脳動脈に四個、左後大脳動脈に二個です。さらに、右中大脳動脈の血流が悪くなっているのも画像から読み取れました。

このまま放置しておくと、再発を起こす危険性がとても高い状態です。金澤点滴療法を十日間行ないました。

検査をすると、六個あった狭窄部が三個に減っていました。これでかなり血流が確保されました。

症状も改善しました。

「全身に力が入るようになりました。握力も戻ってきました。右足を引きずることもほとんどなくなって、とても歩きやすくなりました。右半身の麻痺も、完全ではありませんが、とても良くなりました」

体の不自由さが激減し、本人も家族も驚くほど毎日の負担が軽くなったととても喜んでいました。

（症例7）顔の歪みが戻り、左手が動くようになった

七十歳の女性のGさんです。

この方は倒れてすぐに病院へ運ばれたのですが、病院の対応が悪くて後遺症が残ってしまいました。病院、特に救急外来というのは、戦場のように慌ただしくて、すぐに治療をしてくれたら後遺症ももっと軽くてすんだのに――と残念に思うことがあります。とにかく病院へ着いたと安心するのではなく、症状を話し、脳梗塞の検査にすぐ入れるように頼んでください。前述したように、症状が出てから三～四時間が勝負です。神経細胞が死ぬ前に血栓溶解剤で血栓を溶かして血流が回復できれば、後遺症も出なくなります。

Gさんの場合、症状が出たのは二〇一六年五月十七日の夕方でした。手にした物を落とすようになりました。徐々に左半身に力が入らなくなってきました。「おかしいな、おかしいな」と思っているうちに歩けなくなりました。これはただごとじゃないということで、救急車で病院へ行きました。

郵便はがき

料金受取人払郵便

牛込局承認

6665

差出有効期間
2021年4月
20日まで
(切手不要)

1628790

東京都新宿区矢来町122
矢来第二ビル5F

風雲舎

愛読者係行

●まず、この本をお読みになってのご印象は？

イ・おもしろかった　ロ・つまらなかった　ハ・特に言うこともなし

この本についてのご感想などをご記入下さい。

〈愛読者カード〉

●書物のタイトルをご記入ください。

（書名）

●あなたはどのようにして本書をお知りになりましたか。

イ・書店店頭で見て購入した　ロ・友人知人に薦められて

ハ・新聞広告を見て　ニ・その他

●本書をお求めになった動機は。

イ・内容　ロ・書名　ハ・著者　ニ・このテーマに興味がある

ホ・表紙や装丁が気に入った　ヘ・その他

通信欄（小社へのご注文、ご意見など）

購入申込

（小社既刊本のなかでお読みになりたい書物がありましたら、この欄をご利用ください。

送料なしで、すぐにお届けいたします）

（書名）　部数

（書名）　部数

ご氏名	年齢
ご住所（〒　-　）	
電話	ご職業
E-mail	

（MRI の画像）

白い部分が脳梗塞を起こしていると思われる。

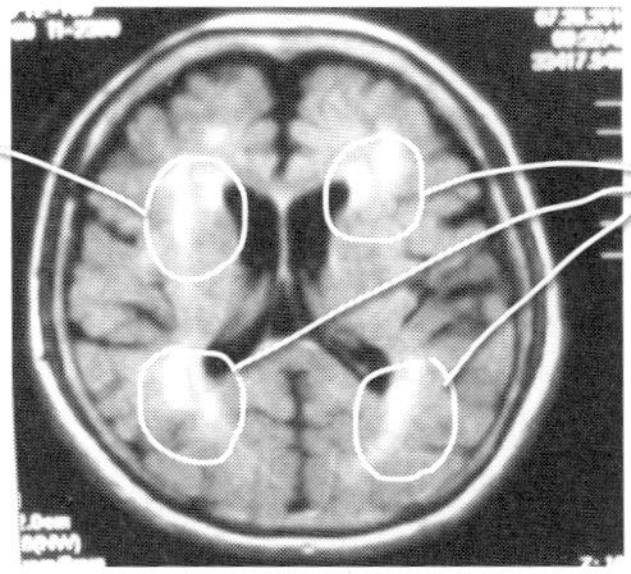
ここが視床。
この梗塞が
症状として
出ている。
この３カ所も梗塞を
起こしているが
症状としては
出ていない。

この時点ですぐに検査をして治療が行なわれたとしても、後遺症は免れなかったかもしれません。しかしぎりぎりとはいえ、ここで素早い処置が行なわれていれば、あとの回復具合は違っていたようにも考えられます。

どんな事情があったのかはわかりませんが、運ばれた病院での対応は、ＭＲＩの検査は明日になると言われたそうです。ＭＲＩがすぐに撮れないのなら、ＣＴの検査だけでもしてもらえたら、もっと適切な対応ができたのではと思われる症例です。

その日はそのまま帰宅となり、症状はどんどんと悪化してきました。Ｇさんは不安でたまらない夜を過ごしたと言います。

家族の方も気が気ではなかったでしょう。検査を翌日に回されたことも釈然としなかったようです。

（治療前）

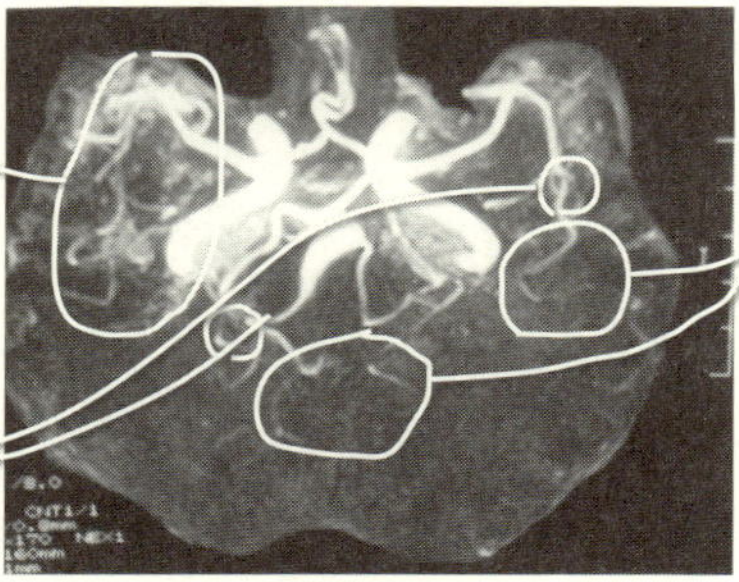
右中大脳動脈の梗塞、狭窄のため、血流がとても悪くなっている。この部分が症状の原因となっている。
血流が悪くなっていて、このままだと脳梗塞の再発の危険性があります。
狭窄が見られる。

そこで救急病院のような慌ただしいところではなく、もっとじっくりと診察をしてくれる病院を希望して、翌日私の病院の外来を受診されました。

Gさんの口角が右側に引っ張られて顔が歪んでいました。左手はほとんど動かず、手を握ることもできません。歩くこともできません。かなりの重症でした。

すぐに検査です。右視床に梗塞があるのが見つかりました。さらに中大脳動脈に四個、後大脳動脈に二個の狭窄が見つかりました。

ただちに入院して点滴療法です。この療法ではラジカルスカベンジャーという薬剤を使います。脳の中では大量の酸素

（治療後）

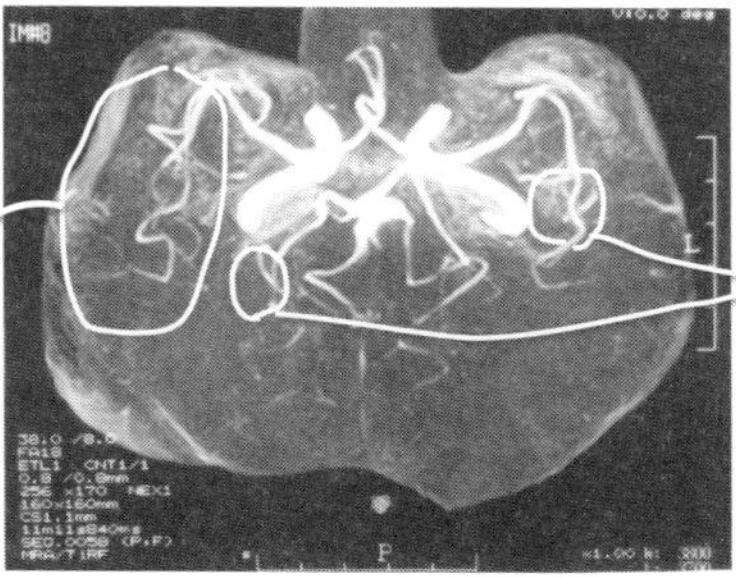

狭窄が改善し血流が良くなっています。再発の危険性は低くなりました。

とても血流が良くなっています。完全に血管が詰まっていたのではなく、狭窄がたくさんあって脳梗塞の症状が出ていたと考えられます。

が消費されていて、その分、酸素が化学変化を起こし、その結果、活性酸素や過酸化脂質がたくさん発生します。活性酸素の量が多すぎると、血管をどんどん劣化させます。健康な体だと、余分な活性酸素は排出できるように体がコントロールしています。しかし、脳梗塞の兆候のある人、あるいは脳梗塞を起こした人の場合、活性酸素や過酸化脂質をうまく排出できないことが多く、Gさんの場合は発作直後ということもあって、発生した活性酸素を早急に取り除く必要がありました。ラジカルスカベンジャーは脳内で発生している活性酸素を除去するのです。

十日間の治療が終わると、Gさんの表

情は別人と思えるほど明るくなっていました。症状も大幅に改善しました。ほとんど動かなかった左手が動かせるようになりました。物を握ることもできます。足の動きも良くなり、車椅子がないと動けなかったのが、治療後、自分の足で歩けるようになりました。

検査をすると、六カ所にあった狭窄部分が一カ所に減少していました。

狭窄部分が改善すれば脳内の血流が良くなり、脳全体の働きは活性化します。そのせいで症状が改善したのかもしれません。また、Gさんの画像を見て気がついたのですが、脳梗塞と診断された人でも、ひょっとしたら血管が完全に詰まっているのではなく、検査ではわからない程度に血流がある人もいるのではないかということです。

つまり強度の狭窄のせいで、脳梗塞と同じような症状が出ていた可能性もあります。血管が完全に詰まっていないで少しでも血流があれば、点滴療法によって回復させることができます。現段階では断言できませんが、その可能性も十分にあると考えています。

人体というのは本当に不思議です。医学が発達したとはいえ、解明できていないことは山ほどあります。ですから、医者に「もう治療法はありません。治りません」と言われてもあきらめる必要はありません。人体は医者の知識や経験を超えて自分を治そうとしてくれるのです。

（症例８）うつ状態がなくなり、気力が出て、歩くのも楽になった

六十八歳の男性、Ｈさんです。

Ｈさんは二〇一〇年に脳梗塞と診断されました。右頭頂葉の血管の詰まりが原因です。頭頂葉がダメージを受けると感覚が鈍感になります。痛みがあってもどこが痛いのかわかりません。痛みなのか、熱なのか、何かの振動なのか、それもわかりづらくなる人もいます。左右がわからなくなり、計算や絵を描くことができなくなる人もいます。

Ｈさんはリハビリをがんばって、ゴルフに行けるくらいに回復しました。しかし体全体に違和感があり、物忘れも多くなってきたそうです。ゴルフへ行っても忘れ物をしたり、順番やスコアを間違えたり、まわりに迷惑をかけてしまうと落ち込んでいました。

左半身に少しだけ麻痺が見られました。その分、歩くのも不自由です。それでも両手をしっかり握るだけの力はあったので、ここまで回復したのは大したものだと、私は感心していました。きっと意志の強い方なのでしょう。

（治療前）

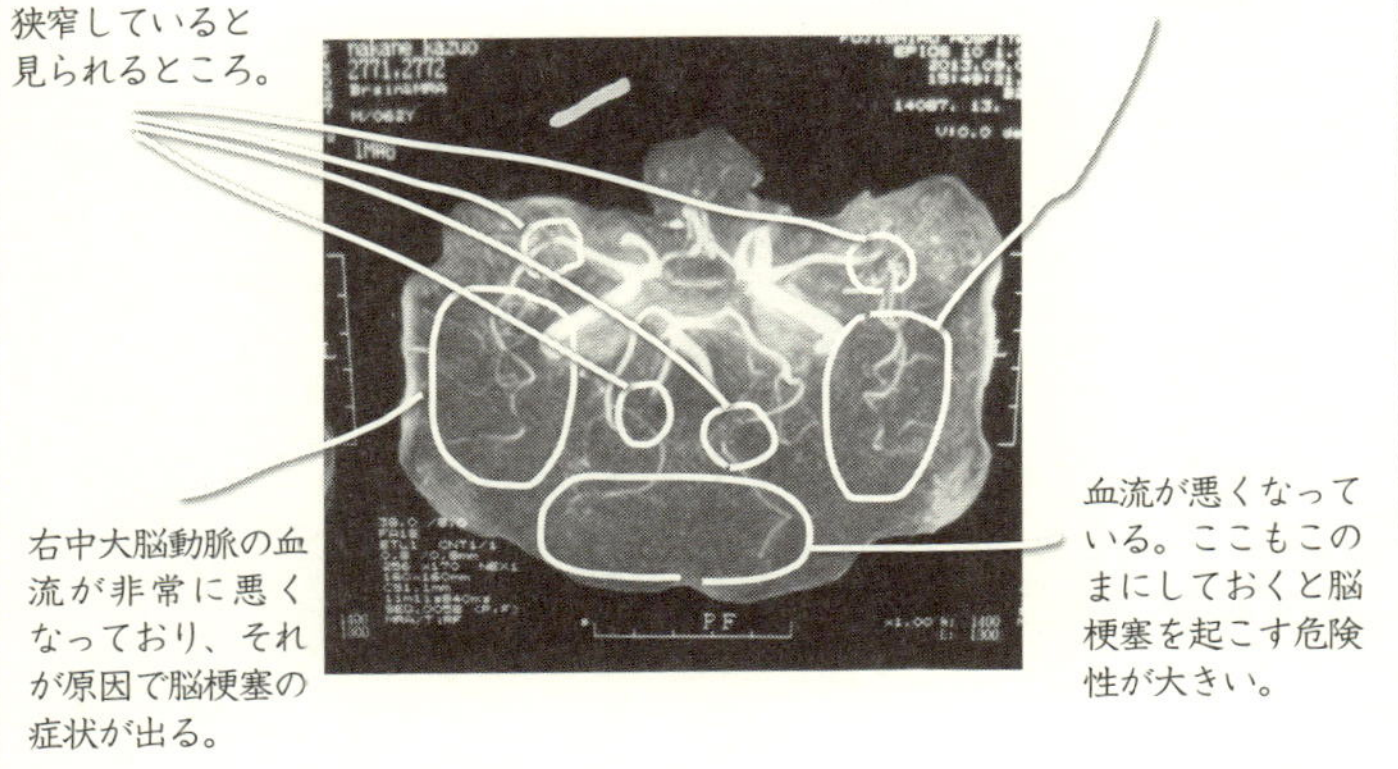
左中大脳動脈の血流も悪くなっている。症状は出ていないが、このままにしておくと脳梗塞を起こす危険性が大きい。
狭窄していると見られるところ。
右中大脳動脈の血流が非常に悪くなっており、それが原因で脳梗塞の症状が出る。
血流が悪くなっている。ここもこのままにしておくと脳梗塞を起こす危険性が大きい。

しかし徐々に、いろいろなことに対して意欲が減退してきました。ちょっとしたうつ状態です。脳梗塞の後遺症ということもあるし、思うように回復しないことで気持ちが萎えていることも考えられました。特にがんばり屋さんは、がんばってもがんばっても壁が破れないとき、気持ちが沈んで、やる気が失せてしまうことがあります。

来院したときも、暗い表情でした。私の治療に対しても、どこか不安で疑いがあるような感じです。

検査をすると、梗塞を起こした部分以外に右中大脳動脈の血流が悪くなっていました。狭窄は左の中・後大脳動脈に六

（治療後）

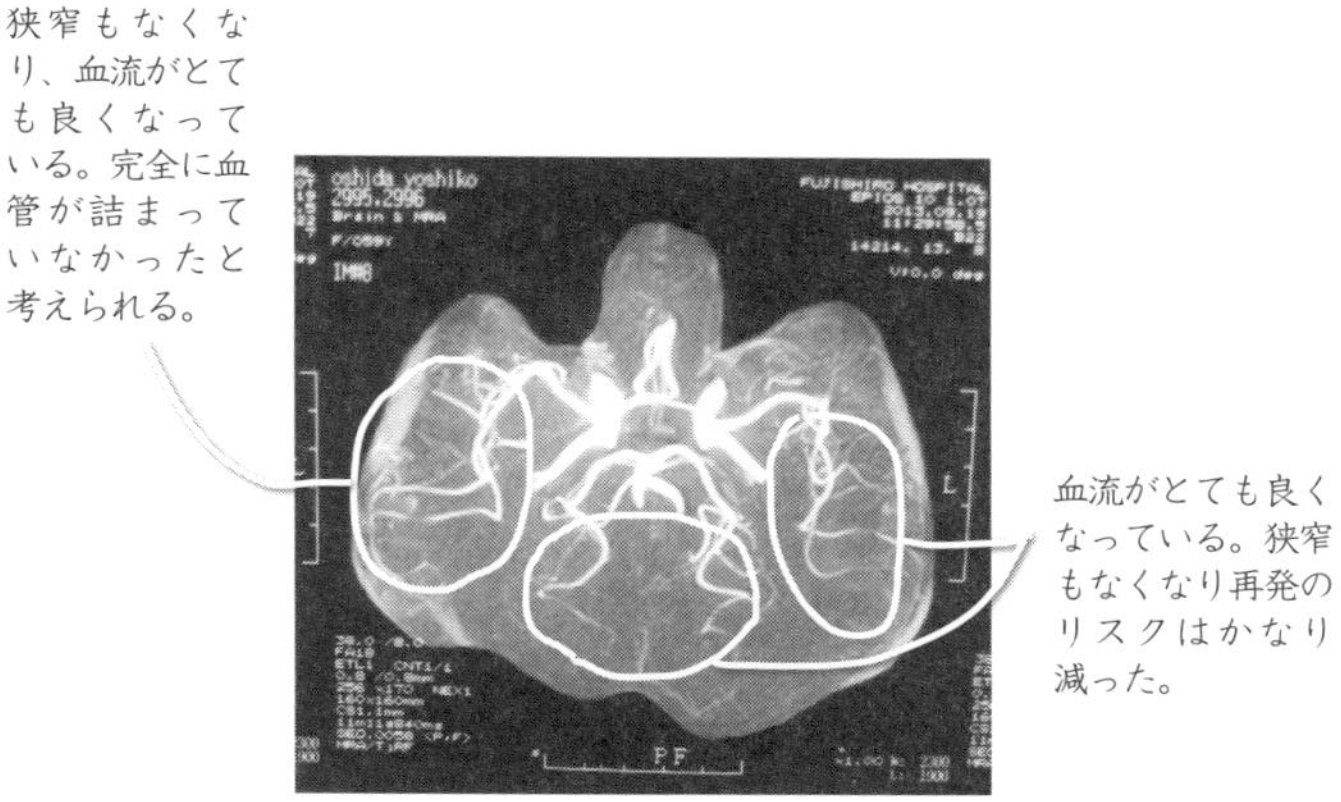
狭窄もなくなり、血流がとても良くなっている。完全に血管が詰まっていなかったと考えられる。
血流がとても良くなっている。狭窄もなくなり再発のリスクはかなり減った。

個ありました。これが少しでもとれれば症状も変化するはずです。点滴療法をしました。

何日か後に、

「気分はどうですか？」

と聞くと、にこっと笑顔が出ました。そんな笑顔など一度も見たことがありません。

「とても気分が爽快です。こんなの、何年ぶりでしょう」

と、また笑顔が出ました。とても先行きが明るい兆候です。

また翌日、「どうですか？」と聞きました。

「歩くのがとても楽になりました」

と大きな声です。しびれがなくなってきたのでしょう。確かにしっかりした歩き方をしていました。

この調子だときっとゴルフのスコアもアップするに違いありません。大好きなゴルフですから、よいスコアが出れば、やる気も湧き上がって元気も出てくるはずです。

十日間の治療が終わって検査をすると、狭窄部は四個に減少していました。たった二個の狭窄が良くなっただけですが、それでもこんなにも大きな効果をもたらすことをこの症例は教えてくれました。こういう積み重ねが、この治療法への自信を深めてくれるのです。

時間を置いてもう一回治療をやってみました。すると、さらに二個狭窄がなくなり、症状もいっそう回復しました。

点滴療法の大きな可能性

八人の症例を紹介しましたが、古い人で六年前。ほかにも四年前、三年前に脳梗塞を起こし、その後、後遺症で悩んでいた方たちです。

通常そういう人は、リハビリを続けるより他に手はありません。リハビリはとても大切ですが、厳しいリハビリをしても回復は少しずつということで、患者さんにとってはとてもつらいものです。さらに脳卒中を起こしてから六カ月以上たつと、リハビリを受けるにも保険がきかなくなり、経済的にも大きな負担がかかります。

しかしこれらの症例で見られるように、十日間の点滴を行なえば、動かない手が動いたり、歩行がスムーズになったりと、喜ばしい回復が見られる人がいるのです。その上でリハビリをすれば、効果はさらに高まるはずです。

第一章のＫさんなどは、発作を起こしてから二十年後にこの点滴療法に出合い、あれほどの回復をしています。

なぜそんなことが起こるのか。今の私には、その全プロセスを科学的には完全に説明できる資料はありません。しかし、これまでの経験をまとめると次のようなことが言えます。点滴療法で血管の狭窄が改善され、脳内の血流が良くなって、その影響で後遺症から回復するのではないでしょうか。私の次の仕事はもっとデータを集めて、点滴療法によって脳梗塞を起こした人が回復するメカニズムを解明することだろうと思っています。

実はこれらの症例をチェックし直して気づいたことがあります。

紹介した八例は、すべて脳梗塞と診断されて私のところへやって来られた人たちです。脳梗塞は脳の血管が詰まり、その先には血液が流れない状態です。そのために、血流がストップした場所の神経細胞が死んでしまい、さまざまな症状が出てきます。詰まった血管はどんな治療をしても元には戻らないというのが定説です。私もその考え方は間違いないと思っています。そういう視点からすれば、脳梗塞と診断された人が大幅に回復するのは難しいことです。

ところがこの点滴療法によって、従来の治療では考えられないような効果が出ることがわかりました。検査をしてみると、脳梗塞と診断された部位でも、点滴療法の後で血流が戻っているのを確認することができるのです。そのことは、この章で紹介した症例の画像を見れば、よくわかると思います。

いったい、これはどういうことだろうか。

それに気づいたとき、この点滴療法には大きな可能性があると、私はどきどきしました。

以下は推測です。

これらの症例を見て私が感じたのは、脳梗塞と診断されたとしても、血管が完全に詰まっているとは限らないのではないか。ひょっとしたら、梗塞を起こし、強い狭窄が起こっている状態でも、完全に血液がせき止められているのではなくて、少しは流れているのではないか、ということでした。ですから点滴療法をすることで狭窄が改善され、血液がたくさん流れるようになる。だから治療後の画像では、脳梗塞を起こしているはずの血管に血流が見られるようになる、ということです。

また、脳内血管のあちこちに狭窄がある場合（多発性狭窄）も、血流がひどく悪くなります。そういう状態になると、患者さんには脳梗塞と同じ症状が出ます。検査をしても、ある部分から先の血流が認められないので、脳梗塞と診断されます。しかし、実際には多発性の狭窄ですから、完全に血管が詰まっているわけではありません。点滴療法によって狭窄が改善され、脳内の血流が良くなることがあります。すると脳梗塞を起こして回復は無理だとあきらめていた後遺症も改善するのです。

私は長年、脳梗塞の発作を起こした人への治療はもう手遅れだと考えていました。後遺症を抱えたまま暮らしていくしかないと心中あきらめていました。血管が完全に詰まってしまっていると思い込んでいたからです。ところが私が調べた症例を見る限り、脳梗塞だと診断されていても、完全には血管が詰まってはいないと思われる例がけっこうあるのです。

もしそうだとすると、点滴療法の可能性が大きく広がります。

①血管が完全に詰まっている場合

詰まった血管はどうしようもありません。しかし脳梗塞を起こした人の多くは、梗塞を起こした場所以外にも血管が狭窄しているところがあります。その狭窄を点滴療法によって改善することで、脳全体の血流が良くなります。血流が良くなれば、死んでしまった神経細胞を補完する動きが起こってくることがあり、後遺症はなくならないとしても、不快な症状は良くなる可能性があります。不自由さは残るものの、生活の質（QOL = Quality Of Life）は大きく改善できます。

②血管が完全に詰まっていない場合

症例を重ねるうちに、こういう状態は意外に多いのではないかと思えるようになりました。点滴療法が大いに効果を発揮するパターンです。点滴療法によって強い狭窄や多発性狭窄を改善させることができると、血流が戻ります。不自由だった手足が動き出したり、出なかった言葉が出るようになる可能性もあります。

以上のことは、これからも研究を進め、いずれ学会発表をしたいと考えています。この研究が脳梗塞の治療に一石を投じられるのではないかと、私はわくわくしているところです。

脳梗塞を起こして何年もたつ。

だからこれ以上良くならなくても仕方がない、

――とあきらめないでください。

手が上がらない人は上がるようになることを期待し、足がうまく運べない人は歩けることをイメージし、言葉が出ない人は片言でもいいから話せるようになることを目標にしてほしいのです。

あきらめていると、何の進歩も生まれてきません。

「良くなるかもしれない」という希望があれば、それが回復につながります。

この点滴療法は現代医学の薬剤を使い、その根拠もしっかりとしています。〝鰯の頭も信心から〟という類いのものではありませんが、信じる気持ちや希望は、病気を治す上でとても大切です。

脳梗塞を起こした方が一人でも多く、この治療法を体験してくださって、少しでも良い方向に向かわれることを願っています。この治療法をさらに進化させ、もっと広げていくことが自分の役割だと思っています。

（第三章）

金澤点滴療法とは？

倒れた人を思う

いくつか症例をご紹介しましたが、どう感じられましたでしょうか。

本来私は、これ見よがしに、良くなった症例をずらりと並べた医療や健康関連の本はあまり好きではありません。最初は本書には症例を載せないようにしようと思っていました。しかしさんざん迷った末、いくつかの症例を紹介することにしたのは、患者さんや家族の方に少しでも希望をもってほしかったからです。すべての人がこれらの症例と同じように回復するわけではありませんが、だれにでも回復の可能性があるということは伝えたかったのです。

私が治療をした患者さんのうち約30％の方に、動かない手が動いた、しびれが消えた、言葉がはっきり出るようになった――という紛れもない効果が出ています。効果があれば介護者の負担も格段に軽くなります。

私は半世紀以上、脳血管障害の研究、臨床に携わってきました。脳血管障害の原因となっている動脈硬化は、私にとってはとても重要なテーマです。なぜこんなに長く脳血管障害に関わってきたかと考えると簡単に答えは出せませんが、子どものころの体験が大きな影響を与えているようです。

私が生まれて育ったのは青森県の東津軽郡というところです。青森県の北に向かって二つの半島があります。左が津軽半島、右が下北半島です。下北半島は斧のような形をして、恐山があるところなのでご存じの方も多いかもしれません。それに比べて津軽半島は地味な存在ですが、竜飛岬《たっぴみさき》とか十三湖《じゅうさんこ》、それに太宰治の記念館「斜陽館」といった観光スポットがあります。その津軽半島のへんぴな漁村で私は生まれました。

生まれたのは昭和十二年（一九三七年）ですが、子どものころ、東北地方では働き盛りの人が脳卒中でばたばた倒れていました。貧しくて十分な栄養がとれなかったこと、塩分の多いものをたくさん食べていたこと、酒が好きだったことなどが原因だと思います。母方の祖父もその一人でした。漁師でしたが、頭も良く腹も坐っていて、漁獲高も飛び抜けて良かったので、津軽半島一の漁師だとまわりから一目も二目も置かれていました。自慢の祖父でした。その祖父が、私が小学校低学年のときに、脳卒中であっけなく亡くなりました。まだ七十歳になっていませんでした。酒飲みで、漁のない日には朝から飲んでいたのを覚えています。

屈強な、スーパーマンのような祖父があっさり死んでしまったのには、ショックでした。昨日まで元気だった祖父がいきなり倒れ、そのまま旅立って行きました。子ども心に脳卒中の怖さを痛感しました。そして、祖父の命を奪った脳卒中とはどういうものなのだろうと興味をもったのです。

当時、私の育った村やその周辺では、祖父だけでなくたくさんの人が脳卒中で亡くなりました。村の人たちはだれかが亡くなるたびに悲しみ暮れ、働き手がいなくなることで貧しさに突き落とされ、希望をなくし、自分も倒れるのではないかと不安に怯えていました。たぶんそのころ、私の頭に脳卒中を何とかしたいという思いが芽生えていたのだと思います。

私は九人兄弟の五番目でした。父も漁師でしたから、本当なら兄たちと一緒に魚をとって一生を過ごすはずでした。ところが私は船酔いがひどく、漁に出てもまったく役に立ちません。漁師に向いていないと思いました。幸いなことになぜか勉強はできました。中学時代の成績はいつも上位で、地元の中学から二人だけ青森県でも進学校である青森高校へ進学し、その後、弘前大学医学部に進みました。当時は弘前まで出るだけでも大変なことでした。仙台や東京の大学へ行きたいという思いもありましたが、そんなことは夢のまた夢でした。母親から医者になるなら脳卒中か心臓をやれと言われました。母も、祖父の死のことが心に残っていたのだと思います。

そんな体験がベースにありますから、脳梗塞を未然に防ぐことや、脳梗塞を起こした人が後遺症から回復して喜んでくれることがうれしくてたまりません。自慢だった祖父が「よくやった」とほめてくれているような気がするのです。

頑固だって役に立つことがある

私はまわりから「頑固な人だ」と思われるようです。実際、データに忠実という意味では頑固な男だと自分でも思います。若いころから何ごとも「まあ、いいじゃないか」ですませることはできないところがありました。東北人の性分でもあります。脳卒中で亡くなった祖父もそうでしたし、漁師だった父親から厳しく育てられたこともあって、こうだと思ったら自分の意志を通してきました。こんなに長く脳血管障害の研究、治療を続けているのもそんな性分があったからでしょう。

今から思うとずいぶんと生きづらい人生でしたが、これぱかりは「三つ子の魂百まで」と言われるように、一度インプットされた情報を訂正するのは難しいものです。正しいと思ったらやり通す自分の性格は悪いことばかりではありませんでした。いろいろなエピソードがあります。

たとえば大学病院を辞めて民間病院で院長として働くことになったときのことです。一九九八年でした。まだ禁煙が徹底されていないころなので、病院内でタバコを吸う医師や職員がいました。私は反発を覚悟で、まずは喫煙ルームを作り、しばらくしてから敷地内を含めて病院でのタバコを一切禁止としました。まわりは「なんて頭の硬い院長だ」と不快感を示しました。でも患者さんのことを考えたら、タバコの弊害はありますし、タバコ臭い病院が快適なはずがありません。だいいち病院のスタッフが健康に無頓着では困ります。私は徹底的に禁煙させました。タバコばかりではありません。スタッフたちとぶつかりながらも、約束を守らない人には厳しく接し、掃除を徹底させたり、週一回の集会で短いスピーチをさせたりと、いろいろな改革をしました。

理事長の理解を得て、多額の費用をかけて三年間で、外来トイレと二階から五階の病室のトイレを改修したこともありました。私は学会や会議、講演でいろいろな施設に出かけますが、トイレがきれいかどうかはその施設の印象を左右する重要な要素になると感じていました。いくら立派な建物でも、トイレが暗くて汚れているとがっかりします。特に病院にお越しになる人は、だれもが不安や悩みを抱えているわけです。緊張もしています。トイレくらいはほっとできる空間にしたいというのが私のこだわりでした。私はその病院のトイレをホテル並みに明るくてきれいにしました。患者さんはとても喜んでくれました。

禁煙やトイレばかりではなく、こうと思ったら、だれが何と言おうと譲りませんでした。とにかく、いかにすれば患者さんのためになるか、そんなことばかりを考えていました。そういう頑固さ、一途さがあったことで、病院の雰囲気も良くなりました。まわりからの評判が高まって、結果的にたくさんの患者さんが来院するようになりました。そして病院の収益が増えれば、スタッフにボーナスとして還元しました。

最終的には、患者さんにもスタッフにも喜ばれました。頑固さ、一途さも使い方次第では、大いに役に立つものです。

たくさんの人が脳梗塞で亡くなった

「まあ、この程度でいいか」「脳梗塞の後遺症は治らなくて当たり前だ」と妥協していれば、金澤点滴療法も世に出ることはなかったでしょう。「もっとよい治療はないものか」「これではいけない」と考え研究してきたことで、この方法に行き着いたのです。まだまだ改良の余地はありますし、もっとよいものにできるはずです。とことん、よりよきものを追求したいと思っています。

私は脳卒中に興味をもって医者になりましたが、このテーマを選んだのは正解でした。というのも、脳卒中のことを知るには血管を研究しなければならないからです。血管は研究すればするほど、深みがあって面白いのです。

血管というのは、一昔前はただの血液の通り道だと考えられていました。まるで水道管が体の中に埋め込まれているように思っている人が大半でした。医学の世界でも血管についての研究は遅れていました。ところが、とんでもない勘違いだったのです。血管はただの水道管ではなく、体を健康に保つためのさまざまな働きがありました。血管が老化することで、脳卒中をはじめいろいろな病気が起こってくることがわかってきたのです。

血管は体中に張り巡らされていて、命の元とも言える血液が流れています。大人の体の中の血管を全部つなぎ合わせるとなんと10万キロ、地球を二周半するほどの長さです。その血管の中を血液が流れるわけですが、そのスピードは時速２１６キロ、新幹線並みです。血液はものすごい勢いで心臓から押し出されます。血管には血液の圧力がもろにかかってきます。

血管には動脈と静脈と毛細血管があります。心臓から送り出された血液は動脈を通って全身を巡ります。その動脈をたとえ細いところでも切ってしまうと、血が噴水のように噴き出ます。私たちが包丁で指を切ったときに傷つけるのは毛細血管ですから、じわっと血が出るくらいですむのです。

時代劇で相手を切り殺したときに返り血を浴びるシーンがありますが、テレビではほんの数滴が顔や体にかかる程度にしか描いていません。しかし実際はそんな生易しいことではすまないはずです。相手の頸動脈を切れば全身に血を浴びることになります。

血管はまだまだ研究途上です。想像もつかない部分もたくさんあります。今わかっているのは、血管はただの血液の通り道ではないということです。伸びたり縮んだり血液をきれいにしたりと、さまざまな働きがあります。私はわからないことを一つひとつ解明していくのが大好きで、謎だらけの血管に夢中になりました。

血管を研究しているうちに、点滴療法につながる出合いがありました。プロスタグランジンという物質との出合いです。アラキドン酸という脂肪酸から代謝産生される複雑な生理活性物質で、人体のさまざまな組織や器官にあります。もちろん血管壁にもあって数々の重要な働きをする魅力的な物質です。私が大学院を卒業してしばらくすると、プロスタグランジンが注目され、その研究があちこちで始まりました。しかし構造も働きも難解で、多くの研究者が手を焼いていました。

私は研究対象が複雑であればあるほど、難しければ難しいほど挑戦したくなる性格で、プロスタグランジンは血管を健康に保つためになくてはならない物質だということもあって、余計にこの物質の研究にのめり込みました。

やがてプロスタグランジンが重要だということが学会でも認められ、それが薬剤として合成されたことで外から補うという治療法も確立されました。それをどう使うと効果的なのかを私は研究することになりました。血管障害に関して言えば、プロスタグランジンは血管を拡張させたり、血小板が凝集するのを抑制したり、血管壁の代謝を促したりする作用があります。薬剤になったプロスタグランジンを投与すれば脳梗塞にも効果を出せることが期待できました。いま私の行なっている点滴療法ではプロスタグランジンが中心的な役割を果たしていますが、このときの研究がとても役立っています。

脳梗塞を起こした人の血管は動脈硬化も起こしているため、とても硬くなっています。弾力がなくなり、血管も細くなっています。そこをすごい勢いで血液が流れますから、内壁に傷がつきやすく、そこへ血小板が集まってきて血栓を作ります。それが脳梗塞の引き金になります。

これを解決するにはプロスタグランジンは最適な薬剤です。そのため脳梗塞の治療でプロスタグランジンを柱にすることには、まったく迷いはありませんでした。

しかし、それだけでは十分ではありませんでした。私は脳梗塞の患者さんの脳血管でどんなことが起こっているのか、さらに徹底的に追求しました。もちろん患者さんの脳を取り出して調べるわけにはいかないので動物実験です。その結果いろいろなことがわかり、点滴として加える薬剤が決まってきました。

この治療法はだれでもできるのか？

「この治療法はだれでもできるのですか？」

と、よく聞かれます。長年の試行錯誤によって、プロスタグランジンを柱にもっとも効果的な薬剤を選び、その割合も投与の仕方も料理のレシピのように細かく決まっています。安全性も確保されています。毎月四十人もの患者さんに投与していますが、副作用が出た人は一人もいません。医者であればだれでもこの点滴を患者さんに打つことができます。私と同じような効果を出すこともできます。しかし一般的に採用されている治療ではないので、一つひとつの薬剤のことをしっかりと把握していないと「大丈夫だろうか」という怖れが出てしまうため、本格的にやってみようという医者はこれまでのところ現われていません。

某大学の教授がこの点滴療法に興味をもって私を訪ねてきたことがありました。しかしその教授はプロスタグランジンのことをよく知らないため、私の話をしっかりと聞いたにもかかわらず、自分勝手な、まったく見当違いの解釈をして、この治療法を否定しました。あのときは悔しい思いをしました。

私が初めてこの点滴療法を使ったのは大学病院を辞めて民間の病院へ移ったときですから、一九九八年（平成十年）のことです。東北大学の有名な教授が私のところに相談にやって来ました。その教授は当時私が勤めていた病院の役員の弟で、足が痛くて歩けなくなったと困っていました。診察をすると、足の付け根から下への血流がとても悪くなっていました。痛みは血流の悪さからきているだろうと私は判断しました。

血管を拡張させ、弾力をもたせることで血流を良くしようと、点滴療法を行なうことにしました。このときにはすでに使う薬剤の研究は存分にやっていますし、動物実験で安全性も確認しています。初めてですが効果には自信がありました。

ただし、このときは点滴ではなく、右足の鼠蹊部の動脈に注射したのです。動脈に薬を入れるのですから効果は早く出ます。弟さんはすぐに痛みが消えて楽に歩けるようになりました。

その患者さんは脳梗塞ではありませんが、私の治療法の患者さん第一号として、とても印象に残る症例です。この体験が、脳梗塞の患者さんにもこの治療法を使ってみようという決心に後押しをしてくれました。

点滴療法で脳全体の血流を良くする

まずは現状の金澤点滴療法についてまとめておきます。

脳梗塞は脳の血管が詰まる病気です。標準的に行なわれている治療は、詰まったところだけに着目して、そこを何とかしようとするものです。しかしどんな方法を使っても、詰まってしまった血管は治すことができません。そして血液が届かずに死んでしまった神経細胞は元に戻りません。命は助かっても、多くの場合、重い後遺症が残ります。どこまで回復するかは、その後のリハビリに委ねるしかないのが実情です。

しかし脳全体をよく調べてみると、問題が起こっているのは詰まった血管だけではないことがわかります。脳梗塞を起こしてしまった人は、梗塞を起こしている場所以外の血管も動脈硬化を起こしており、血管が狭窄している（細くなっている）箇所がいくつか見つかります。そこは血液が流れにくくなっていますから、脳梗塞を起こしやすい場所で、そこが詰まって再発となると、初回よりも重篤な症状を引き起こします。

そういう状態で点滴療法を行なうとどうなるでしょうか。

残念ながら詰まってしまった箇所を治すことはできません。死んだ神経細胞も甦えらせることはできません。しかし梗塞を起こしたポイント以外でも、血管が狭窄して血液が流れにくいところがあります。その部分の血流の悪さも後遺症に影響を及ぼしていま す。こういう状況で点滴療法を行なえば、血管の狭窄を改善して血流を良くすることができるのです。

脳梗塞で倒れた人は脳全体の血流がとても悪くなっています。この点滴療法は、老化した血管を若返らせることで狭窄した血管を広げ、脳全体の血流を良くすることができると考えています。

そのことによって、

①後遺症を軽減することができる。

②再発のリスクを減らすことができる。

という二つのメリットがあります。

つまり、一般に言われているように、脳梗塞は完全に血管が詰まっているとは限りません。詰まっていると見られる血管も、もっと詳しく調べれば少しは血液が流れているということもあるはずです。しかし、その流れがあまりにも少ないので、脳梗塞と同じ症状が出るのです。多発性狭窄（脳血管のあちこちに狭窄がある状態）があると、極端に脳内の血流が悪くなって、血管が完全に詰まっていなくても、脳梗塞と同じような症状が出ることもあります。

そこに目を向けることで、①と②に対処することができるのです。それを念頭に置いてこの治療を続けてきたのです。

四種類の薬剤

金澤点滴療法は四種類の薬剤（プロスタグランジン、トロンボキサンＡ２酵素合成阻害剤、デキサメサシン、ラジカルスカベンジャー）を使い、生活指導をすることで次の六つの症状を改善します。

①動脈血管の狭窄の治療――狭くなった動脈を広げて、血流を良くする。

②血小板の凝集を抑える――動脈硬化を起こした血管は傷つきやすく、そこへ血小板が集まって血栓を作るので、それを防ぐ。

③ＬＤＬコレステロール、ＬＤＨ（乳酸脱水素酵素）、中性脂肪、ＨｂＡ１Ｃ、Ｕａ（尿

酸）のコントロール――脳梗塞を起こしやすい要因を、生活習慣を変えたり薬剤を使って改善する。
④白血球のひとつである好中球増多の是正（炎症を抑える）――血管壁の炎症も脳梗塞の原因になるのでこれを抑える。
⑤ヘモグロビン低下の是正――脳梗塞を起こす人は貧血傾向にあるので、これを生活習慣や薬剤で改善する。
⑥活性酸素を除去――動脈硬化の根本的な問題である酸化ＬＤＬが発生しないようにする。

この六つの症状を改善させること、そこがポイントです。脳梗塞の後遺症の病態を回復させ、再発を予防することにつながるのです。

血管壁の傷に血小板が凝集するのを防ぐ

血小板の凝集からお話しします。血小板とは、血液成分の一種で出血を止める作用をもっています。この血小板が傷ついた血管壁に集まって固まると、血管が詰まることが

（血管の構造）

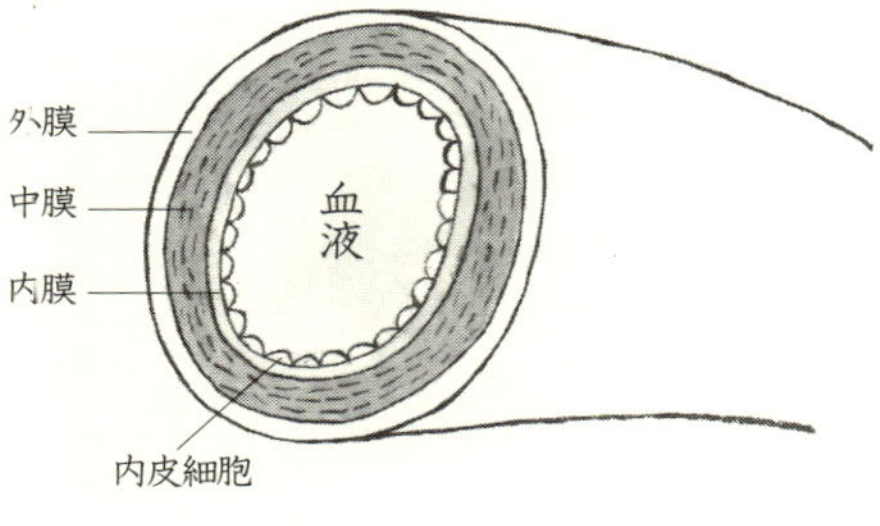

血管はただの血液の通り道ではなく、重要な働きをしている。

あります。脳梗塞の直接的な原因ということで、ここから解決しなければいけないと私は考えました。

血小板が凝集して血管を詰まらせる第一歩は、血管が老化し、動脈硬化を起こすことです。動脈硬化が起これば、血管壁が傷つきやすくなります。この血管壁の傷は脳梗塞に直結する重大事となります。

血管壁が傷つくとどうなるか想像してみてください。血管は、一番外側から外膜、中膜、内膜と三層でできています。外膜には血管の外面を保護する役割があり、中膜は血管を拡張させたり収縮させたりする働きがあります。そして内膜は血液や血管の機能をコントロールする仕事をしています。内膜は血管と血液の「司令塔」と言われるくらいで、とても重要な働きをしています。

血管はよくビニールホースに例えられることがありますが、それほど単純なものではありません。血管はただの血液の通り道ではなく、知れば知るほどもっと複雑な働きをしていることがわかります。ビニールホースとの大きな違いは、血管は生きていることです。血管はさまざまな機能をもつ細胞が寄り集まっていて、自らの細胞の持つ代謝機能・順応力によって血管そのものを丈夫に保ち、血液の質を良くしたりしています。ビニールホースや水道管に、そういう機能はありません。

専門家にとってはごく当たり前のことですが、血管壁が傷つくと出血することをご存じない方がたくさんいます。血管を生き物としてイメージできないからでしょう。血管壁の中には栄養血管のような細い血管があります。血管壁も細胞の集まりですから、そこへ酸素や栄養を運ぶ必要があり、そのためには血管がつながっていないといけません。ですから血管壁が傷つけば、血管壁内の血管が破れて出血するのです。

血管は生き物ですから、血管壁に傷がつくと自然に治ろうとする力が働きます。ビニールホースは自らの力で傷を治すことをしません。

血管壁が傷つくとどんなことが起こるか。指を怪我したときのことを思い浮かべてください。それと同じことが起こります。

指を包丁で傷つけたとします。痛い！　と、とっさに切った指を口にもっていきます。そして恐る恐る口から指を出すと、傷口からじわーっと血が出てきます。出血を止めようとティッシュで傷口を押さえたり、絆創膏を貼ったりします。血管壁も指と同じで、傷がつけば出血します。しかし血管の中には絆創膏は貼れませんし、ティッシュで傷口を押さえることもできません。それでもきちんと血が止まるように、人体はできているのです。

血小板の登場です。血液の中の血小板という成分が傷口に集まってきて、凝集することで出血を止めます。指の出血も余程の大けがでない限り、絆創膏を貼らずに放置しておいても、血小板の働きによってそのうち止まってしまいます。ティッシュや絆創膏だけが血を止めているわけではないのです。

血管壁からの出血も血小板が止めてくれます。ところが、それはとてもありがたいことなのですが、そこから派生してくる問題があります。

血が止まると次はどんなことが起こってくるでしょうか。指の場合、傷口にかさぶたができてきます。傷を治すために集まった血小板などの成分がその役割を終え、修復した部分に細胞が出て新しい皮膚が再生されると、古いかさぶたはとれてしまいます。人間の体はとてもよくできていて、こうして私たちを守ってくれています。

血管壁も指と同じです。出血したところに血小板が集まり、赤血球、白血球を取り込んで血液による固まりが作られ、血管壁を守ります。つまり、指の傷で言うかさぶたができます。血管の中にできたそのかさぶたですが、出血を防ぐためにがんばって働いてくれた結果とはいえ、これが曲者です。

傷が大きければ大きいほどかさぶたも大きくなります。決して太くない血管の中に大きなかさぶたができたらどうなるでしょうか。当然、血管は狭くなります。血流を妨げることになるのです。

健康な血管なら、「線溶作用」と言ってかさぶたを溶かそうとする治癒力が働きますが、動脈硬化を起こしている弱った血管だと、かさぶたを排除する作用が低下しているので、かさぶたはそのままになってしまいます。あるいは血管壁から剥がれ落ちて、血流に乗って流れていきます。それを塞栓《そくせん》と言います（第一章のKさんは、心臓の塞栓が脳に飛ぶ脳塞栓でした）。

出血を止めるのは体を守る大切な作用です。出血が止まらなければ、小さなけがでも少しずつ血が流れ出ることで体内の血液が足りなくなり、命を失います。出血すると、傷口に血小板が集まってきて止血するというのは、命を守るための重要なシステムですが、血管の中だけを見ると、それが脳梗塞の原因になるというのも人体の複雑なところです。

この矛盾をいかに最小限に食い止めるか。この点滴療法はそこに焦点を当てて考えられた治療法です。血管内の出血を止める作用は残したまま、なるべく大きなかさぶたにならないように、あるいはかさぶたを作らずに内皮細胞を強化し、血管を守れるようにと考えられたものです。

そのために、この点滴療法には、血小板凝集作用（血小板が集まって出血を止める作用）を抑える薬（プロスタグランジンやトロンボキサンＡ２合成酵素阻害剤）を使っています。血小板による止血作用を、この薬によって少し遅くするわけです。もちろん出血が止まらないと困りますから、そのさじ加減はとても大切です。

動脈硬化を起こした血管は機能が低下していますから、正常な血管と同じスピードでかさぶたができたり、大きすぎるかさぶたになると、それを溶かす作用が間に合いません。しかしかさぶたができるスピードを緩めて、かさぶたも必要以上に大きくならないようにすれば、機能が低下した血管であっても、かさぶたの処理ができるようになります。そのコントロールを血小板凝集を抑える薬で行なうのです。

変化を起こした血液を正常にする

次に血液や血管壁の代謝を良くする治療です。脳梗塞治療は、血液や血管壁にアプローチする必要があります。

まずは血液について考えてみましょう。血液の質の良し悪しを、よくサラサラとかドロドロという言い方で表現します。サラサラが良くて、ドロドロが悪いというわけです。脳梗塞になるような人は、この表現で言うなら、ドロドロの血液や血液の質が悪い人が大部分です。ドロドロと言われると、ドロっとした粘り気のある血液が体の中を流れているように思います。しかしそれは大きな誤解です。

血液ドロドロというは、血液の成分である赤血球や白血球、血小板、さらには血漿《けっしょう》成分に異常が起きて、本来の働きができなくなり、血流が悪くなった状態を言います。血流が悪くなれば、全身の細胞に新鮮な酸素や栄養がうまく届けられなくなりますから、体調も悪くなります。

たとえば赤血球です。赤血球は弾力があるからこそ、自分の体を折り曲げ、形を変えながら、狭い血管を通り抜けていきます。しかし赤血球に異常があると、それができなくなります。つまり柔軟性がなくなって、狭いところではスムーズに血液が流れて行かなくなってしまうのです。弾力のない赤血球は毛細血管のような細い血管を通れなくなりますので、その結果、末端の血流が悪くなり、手足の先が冷たいという症状に悩まされます。さらには細い神経に酸素や栄養素が行き渡らないため、神経にも異常をきたし、しびれなどの症状が出てきます。

脳梗塞に直結する血液の異常では、血液の成分に変化が起こり、血小板が凝集しやすくなることが考えられます。血小板には出血を止める働きがありますから、もともと凝集しやすいという性質をもっています。しかし固まるのは出血時だけでいいわけで、血管を流れているときに血小板が集まって塊になると、それが血栓になって血管を塞いでしまうこともあるわけです。

血液の成分が変化する原因としては、まずは食生活があげられます。私は患者さんによく、「太り過ぎは良くない」と言っています。いわゆるメタボの人は要注意です。だいたいメタボの人の食生活を見ていると、大食漢で、脂っこいものが大好きで、お酒をたくさん飲み、お酒を飲まない人でも甘いものをとり、別腹だと言って間食がやめられなかったりします。さらにタバコ。最近は吸う人が少なくなりましたが、できたら禁煙をしたほうがよいでしょう。つまり脂肪分、糖分、アルコール、タバコというのが、血液の成分を変化させる四冠王だと思ってください。

まだあります。ストレスです。これも血液の変化の原因になります。しかし今の時代、ストレスを感じないで生きろというのは無理な話です。ストレスに打ち勝つ精神力を養ったり、上手にストレスを発散できるようにすることです。

そんなわけで、血液が変化しているというのは脳梗塞の重大な原因となっています。脳梗塞を起こした人は、血液の質が悪くなっていると考えてください。そのままにしておくと、脳の血流がますます悪くなり、再発の原因にもなります。

私はメタボにならないようにと指導しながら、先ほどの血管壁への血小板凝集を抑えたり、血管壁の代謝を良くするプロスタグランジンやトロンボキサンＡ２合成酵素阻害剤を投与することで、血管壁の変化をあまり起こさずに血液の状態を少しでも良くするようにしています。

収縮した血管を拡張する

脳梗塞を発症するのは寒い時期が多いことが知られています。その原因のひとつは寒さによる血管の収縮です。血管の収縮も脳梗塞の重大要因のひとつです。血管が収縮したところに弾力のない赤血球が流れてきたり、血小板が凝集した状態で流れてきたらどうなるでしょうか。血流が悪くなり、脳梗塞のリスクは高まります。

温度差のある環境にいると、血管が収縮しやすくなります。健康な血管ならそれに十分に対応できますが、それでも脳梗塞のリスクは高まります。前章の症例5で紹介したように、冬場にお風呂場で脳梗塞を起こす人がたくさんいます。温かい部屋にいた人が寒い脱衣所に入って裸になるだけでも、血管は収縮し、血圧が上がります。「寒い、寒い」と熱めのお湯に入ると、そこでも温度差が出るので、血管がさらに収縮して、血圧が上がってしまいます。ヒートショック（急激な温度差がもたらす体への悪影響）という現象も起こりますので、冬場のお風呂には注意が必要です。

どうせ温かいお風呂に入るのだから脱衣所くらい寒くてもいいだろうと思ってしまいがちですが、血管のことを考えるなら、脱衣所を暖かくしておくのは大事なことです。

また冬場は、きちんと寒さ対策をして外出してください。温かい部屋から寒い外に出るときも、温度差によって血管が収縮します。脳梗塞が心配な人はお出かけのときに首にマフラーをまくだけでも、血管の収縮を防ぐことができます。

ストレスが多いと血管に負担がかかる

もうひとつ、忘れてはいけないものがあります。血管を収縮させる原因になっているのがストレスです。ストレスからくる感情というのは、恐怖とか、不安とか、イライラです。そういうとき、体はどう反応するでしょうか。ちょっとそういう状況のときのことを思い出してください。心拍はどうでしょう？　呼吸は？　頭が痛くなりませんか？

人間の体は自律神経によってコントロールされています。心臓は常にドキドキと拍動していますが、これは自分の意志で動かしているわけではありません。「今から心臓を止めてください」と言っても、止められる人はいません。止めるというのは死んでしまうことです。心臓は自分の意志を超えた自律神経の働きの下で動いています。

自律神経には交感神経と副交感神経があります。ストレスがかかると交感神経が優位に働き、体を緊張させます。逆に温泉に入ったりしてゆったりとしているときは、副交感神経が働き、体をリラックスさせます。昼間は交感神経が優位になって体を活動的に保ち、夜は副交感神経が優位になって、眠る体勢になります。

ストレスがかかって交感神経が優位になると、心拍数が上がり、筋肉が硬くなり、呼吸も浅くなります。血管もそれに反応して収縮します。会社で嫌なことがあって帰宅してからも怒りが収まらず、ベッドに入ってもカリカリして眠れないということはだれもが体験していると思います。本当なら、夜になれば血管も拡張して、血液がゆっくり流れ、静かに眠れる準備に入らなければならないのに、いつまでも交感神経優位の緊張状態にあったら興奮してなかなか眠れません。細くなった血管の中を血液がすごい勢いで流れているので、気持ちが静まりません。

よく頭に血が上ると言いますが、カッカしているときは、頭の中を猛烈なスピードで血液が巡っているという感じがするのではないでしょうか。実際そのとき、脳血管の中は高速道路を猛スピードで突っ走っているような危険な状態にあるのです。

毎日強いストレスを抱えて生きていると血管も耐えられなくなります。そういう人が脳梗塞になったり、脳出血、くも膜下出血で倒れることはよくあります。心臓にくる場合もあります。

脳梗塞を起こす人は交感神経優位の生活をしていることが多いようです。そのためどうしても血管の収縮が起こります。血管の収縮が怖いのは、細くなった血管の中を血液が勢いよく流れることで、血管の内壁に傷がつきやすくなることです。続いて血管の収縮は高血圧を引き起こし、血管壁を傷つけ、出血を起こさせることがあります。それを防ぐためにも、血管壁の代謝を促進させ、血管を強化しなければなりません。

この点滴療法では血管の収縮を緩和させ、血液がスムーズに流れるようにプロスタグランジンを投与しています。その効果をより高めるためにも、睡眠が十分にとれているかチェックするようにお勧めしています。

傷ついた血管の炎症を抑える

次は、四番目の炎症を抑えるという点です。動脈硬化を起こした血管は硬くてもろくなっています。ですからちょっとした刺激でも傷つきやすくなっています。血管内はものすごい勢いで血液が流れていますので、その血流によっても傷つくこともあります。

血管が傷ついたときには、その部分とその周囲に炎症が起こります。炎症は私たちの体のあちこちでしょっちゅう起こっています。風邪を引いて喉が痛くなることがありますが、これは喉が炎症を起こしているからです。熱があって病院へ行くと、医師が「口を開けてください」と喉を見ることがあります。あれは喉の炎症を見ていて、炎症で赤く腫れていれば咽頭炎と判断するのです。

発熱も炎症反応のひとつです。

足首を捻挫すると痛みがあって腫れてくるのもそうです。蚊に刺されると赤く腫れてかゆみが出るのも炎症です。

炎症は外からの刺激に対する体の反応です。異物の侵入や物理的な衝撃から体を守ろうとする防御の働きです。不快な症状ですが、それほど悪者ではありません。

炎症は次のように起こります。

体の一部が傷ついたとします。細胞が壊されます。すると細胞は「助けてくれ！」と信号を出します。その信号をキャッチした白血球（生体の防御を担当している）が傷ついた場所に集まってきて壊れた部分の防御をします。酸素も栄養も必要ですから、新鮮な血液がどんどん運ばれてきます。そのとき、痛みや、かゆみ、熱、腫れが出るのです。血管内でも同じことが起こっています。炎症は傷ついた細胞を修復するには必要不可欠なことですが、炎症への一連の反応が過剰だと、血栓を作ることがあります。

これもコントロールして防がなければなりません。炎症をほどほどに抑えて、白血球を必要以上に集めないようにする必要があります。最小限の力で炎症を修復できるようにもっていくわけです。そのための手段として、この点滴治療では炎症を抑える薬を投与します。

このときに使うのがデキサメサシンという薬です。ステロイド剤の一種です。ステロイド剤は抗炎症作用に優れていて、アトピー性皮膚炎やぜんそくなど非細菌性の炎症があるときに、よく使われます。非常に切れ味が鋭い薬で、即効性があります。しかし切れ味が鋭い分、それを継続して使うと副作用につながりますので、慎重に使わないといけません。

もちろんステロイド剤に限らず、薬は使い方を工夫する必要があります。うまく使えば劇的な効果を得ることができますが、だらだら使っていると、長く使ううちに思わぬ副作用で苦しむこともあります。

この点滴療法では四種類の薬剤を使うと言いましたが、デキサメサシン以外の三種類は、十日間の入院中、毎日点滴注射をします。しかしデキサメサシンに限っては、患者さんの状態に合わせて調整しながら投与しています。それだけ使い方の難しい薬なのです。

また、プロスタグランジンにも抗炎症作用がありますので、相乗作用によって炎症を抑えることができます。炎症に関しては、炎症を抑えながら傷口を修復する必要がありますので、薬の投与量のさじ加減がとても大切になります。

脳全体の状態を見ながら治療をする

点滴療法では血管の老化に対して、血液と血管の両面からアプローチします。

血液については、血液の成分変化が脳梗塞の原因になっていて、特に血小板の凝集が問題ですから、血小板凝集を抑える薬を使って血液をサラサラにすることは述べました。

次に血管ですが、硬くなって弾力がなくなると、内壁に傷がついたときに修復が難しくなります。それが脳梗塞の引き金にもなります。それを解消するため、血管を拡張させ、血管を柔らかくしなければなりません。

さらに血管の内壁に傷がつくと、そこから出血、炎症が起こります。出血を止めたり、炎症を抑えるため血小板や白血球が集まってきます。修復後、それらが凝集した塊となって血管壁にこびりつき、血栓となってしまうことがあります。それを防ぐため、血小板の凝集を抑えたり、炎症を抑える薬が必要となることはもうおわかりですね。

このように、この点滴療法は脳梗塞の原因をひとつずつ、つぶしていくことで、血液や血管を健康な状態にもっていくのです。

ここまでがこれまでの私の方法でした。

私はさらに一歩進めて、脳梗塞の直接的な原因をとるばかりではなく、血管を根本的に元気にするにはどうしたらよいかを考えました。血管を元気にする急務は、動脈硬化を防ぐこと。つまり脳梗塞の原因になる動脈硬化を何とかしなければなりません。

脳梗塞の治療はどうしても詰まった場所だけに目が向いてしまいがちです。血管全体を何とかしたいと医者は思うのですが、現状では脳梗塞の主要原因である動脈硬化を良くする根本治療はありません。ですからリハビリをがんばってくださいということぐらなりますが、なかなか医者は言えないのです。そのため患者さんは常に再発のリスクを抱えることになります。脳梗塞の治療に携わっている医者はだれもが歯がゆい思いをしていることと思います。

私は若いころから、悪い場所だけを見ていても病気は治せないのではないかと思ってきました。人間の体全体のメカニズムを見ていかないと、良い治療はできないのではないかと、なるべく広い視野で病気を見るようにしてきました。

ですから脳梗塞を起こした患者さんに対しても、詰まっている部分だけではなく、脳全体の血管はどうなっているのだろうという疑問が生まれ、調べてみたら、脳の血管が動脈硬化を起こしていた、あちこちに血管が細くなっているところ（狭窄部）があることを発見しました。こういうところがあるから再発が起こるのだとわかり、動脈硬化を改善して狭窄部だけでも良くしようと治療を続けたところ、いろいろな後遺症が軽減するという効果が現われたのです。

血管に関してもそうです。根本的に良くするにはどうしたらよいかを考え続けました。細くなったところを広げるのも効果的ですが、根本的なところに手をつけないと、また元に戻ってしまいます。

そこで私が目をつけたのは、動脈硬化改善の手段としての「血管の代謝」と「血管の酸化防止」でした。

これがうまくいけば血管を根本的に若返らせることができます。若返った血管こそ脳梗塞の根本治療になります。詰まった部分はどうしようもありませんが、脳血管が全体的に若返ることで、後遺症も軽減する可能性が高まります。さらに再発のリスクも大幅に減らすことができます。

血管の代謝を向上させると、若返りにつながる

まずは、「血管の代謝」です。

代謝というのは人体がその生命を維持するために行なっている化学反応や栄養素の合成・分解のことです。食べたものは分解・吸収されてエネルギーに変わります。さらに吸収された栄養素は、再び合成されて肉体を作る材料となります。

この代謝がスムーズに行なわれていれば、人は若くて健康でいられます。しかし年を取ったり生活習慣が乱れてくると、代謝が低下してきます。たとえば糖の代謝が悪くな

るというのは、糖をうまく吸収・分解できないことで、血液の中に余分な糖が残ります。それが糖尿病です。

血管も年とともに老化していき、代謝も悪くなってきます。代謝が悪いと、傷ができても修復する力が弱くなります。血管の機能も低下して、動脈硬化になってしまうのです。

血管を若返らせるためには代謝を活発にする必要があります。血管は三層構造になっていますが、特に代謝が落ちて機能が低下すると、困るのは一番内側の内膜です。内膜は直接血液と触れる部分で、内皮細胞と言われる細胞がタイルのようにびっしりと一列に並んでいます。

内膜は血管と血液の「司令塔」と呼ばれています。サッカーでもラグビーでも司令塔と言われるポジションは一番の花形です。チームをまとめたり、サインを出したり、試合の流れを読んで戦術を構築するという大事な役割です。ですから司令塔役の選手がけがで戦列から離れると、チーム全体がガタガタになってしまうことがあります。それくらい司令塔というのは重要です。

内膜では内皮細胞が血圧や血液の状態を感知します。そして状況に応じて一酸化窒素を分泌して、血圧が高ければ低める方向に、血管に炎症があれば治そうと、まわりに指令を出します。

過食や運動不足、ストレス過多が、血管の代謝を悪くして、司令塔としての内膜の血圧や血液をコントロールする力を低下させ、その結果、血管や血液を不健康にします。血管や血液を根本的にケアするためには内膜の機能を正常に保っておくことがとても大切なのです。

しかし、過食をやめて適度な運動でストレスをなくすという対策法だけでは、効果を出すにはとても時間がかかります。脳梗塞を起こした人や脳梗塞未病の人に一年後か二年後に良くなりますよとは言っていられません。今すぐ何とかしないといけません。すぐに結果を出すには薬剤はとても有効です。この点滴療法では、点滴に入れる四種類の薬剤には血管の代謝を高める作用もあります。つまり、点滴をすることで血管が若返るのです。

薬はあくまでも一時的な効果ですが、これが呼び水になります。薬によって血管の代謝を良くすれば血管は若返り、良くなろうとする力も高まって自分で弱った部分を治していくのです。その上で食生活や運動を見直していけば（生活面での注意点は第五章にあります）血管を若く保つことができます。

点滴で入れる薬剤には血管を拡張させたり、血小板の凝集を抑えたり、かさぶたをコントロールする作用もありますから、低下した代謝を高めるのはそれほど難しいことではありません。

ここまでの治療で、血管も血液も確実に若返ると私は思っています。それが、回復率83％という効果として現われているのではないでしょうか。

健康のカギは血管にあり

もうひとつの根本治療は「酸化防止」です。酸化に関してはこれまでにもかなり力を入れて研究してきましたので、少し詳しく書きます。

血管が硬く、もろくなると、血液が勢いよく流れて行きますので内壁に傷がつきやすくなることは、おわかりですね。またコレステロールや糖結合体が血中に高い値で存在すると、血管内にコレステロールや脂肪が入り込んだり血管壁に沈着することで、どんどん血管が劣化して血液の通り道が狭くなってきます。

血管の変化

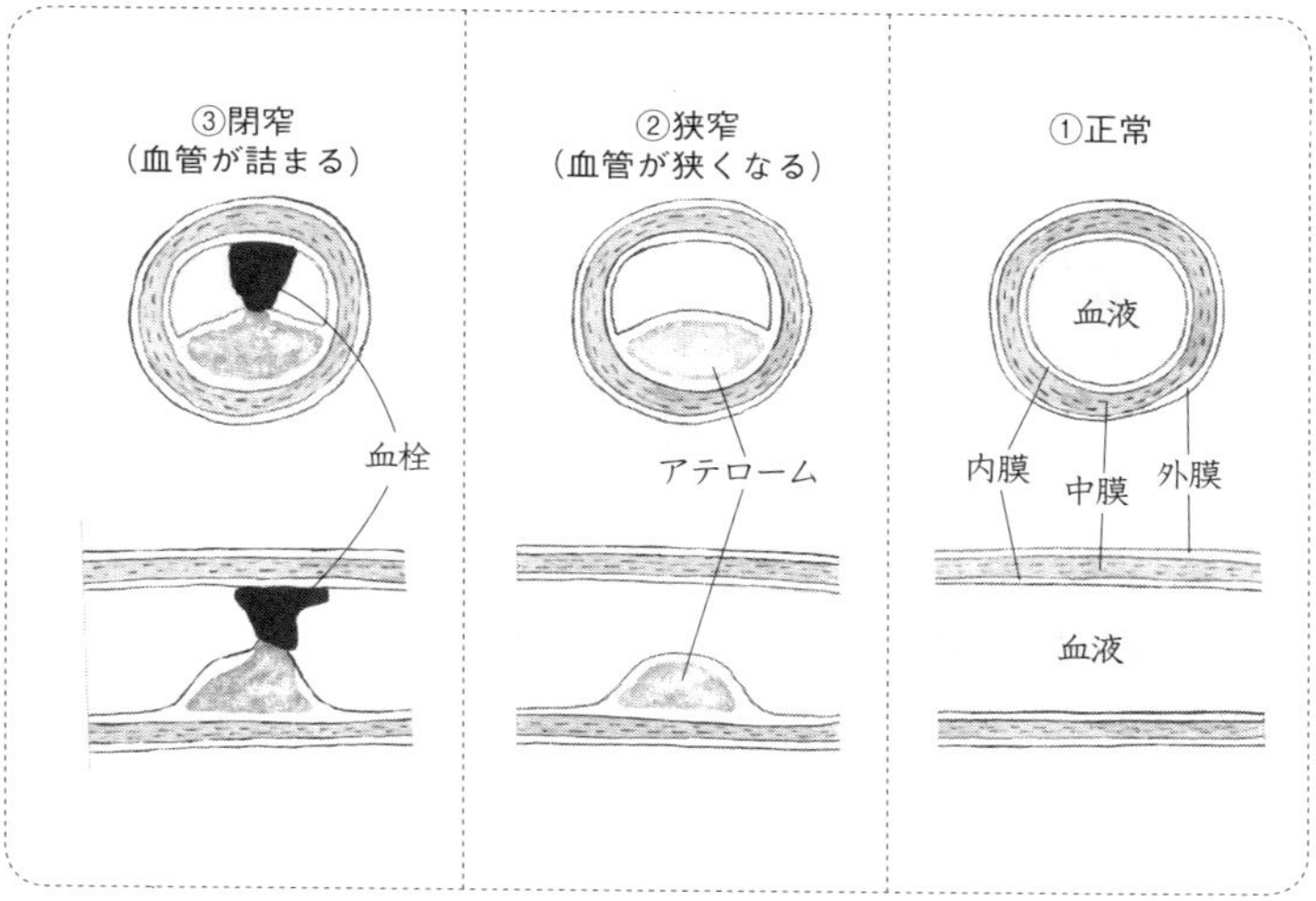

専門的には「アテローム硬化」と言います。アテロームとは粥状《じゅくじょう》という意味です。動脈の内壁にコレステロールや中性脂肪、糖結合体、血小板などが付着して、あたかもお粥《かゆ》のようにドロドロになっている状態を言います。その付着物が血流を妨げ、さらに付着が進むと、劣化してもろくなった血管が詰まったり、切れてしまいます。それが脳梗塞であり、脳出血です。

なぜそんなことが起こるのか。私は動脈硬化の原因を突き止める研究に没頭しました。そこに酸化が関わっていることを突き止めるのですが、どういう経過でそこに至ったか、少しお話しします。

私は血管の専門家としてずっと仕事をしてきましたが、そもそも私が血管に興味をもったのは血管が老化していく原因を突き止めたかったからです。弘前大学医学部の助手をしていたころですからまだ三十代の前半でした。そのころ私は臨床家になるつもりはまったくありませんでした。研究することが大好きで、生化学を専門とした研究者として生きていくつもりでした。しかし現実は厳しく、スタッフの席も限られていますし、研究だけではなかなか生活していけません。それで臨床に移りました。

臨床の現場では、血管がなぜ障害を起こすかをテーマに血管関係の研究を担当することになりました。それが血管研究との出合いです。

血管が障害を受けると、さまざまな病気が発生します。血管はあまり注目されることがありませんでしたが、よく考えれば人間が健康に生きる上で重大なカギを握っていることがわかります。血管には血液がスムーズに体のすみずみまで運ばれるためのさまざまな仕組みが張り巡らされています。決してただの管ではありません。

研究を続けるうち、血管にはこんな働きもある、こんなこともしているんだと次々と興味が湧きました。血管に障害が起こると、脳卒中や心臓病など命に関わる病気になります。当時、たくさんの脳卒中や心臓病の患者さんを診察していて、何とかできないかと試行錯誤をしていました。

「一体、なぜ血管に障害が起こるのだろうか？」

「それを突き止めて、その原因を取り除くことができれば、かなりの病気が治せるのではないだろうか？」

そんなことを若い臨床医の私は考えたわけです。それが発端で、その後半世紀も血管の病気に関わるとは、思ってもみませんでした。

シカゴ大学留学で得たもの

血管の障害について臨床をしながら調べていくうち、コレステロールが関わっていることがわかってきました。コレステロールが高いと動脈硬化が起こりやすくなることは当時から言われていましたが、それほど深く解明されていたわけではありませんでした。

人がやったことをなぞるようなことは私は好きではありません。だれもやっていない、荒れ地を開墾するようなことに大いに興味をもちました。血管の障害とコレステロールの関係は、まだまだだれも手を付けていない研究でした。これをやろう！　一度決めたら突進するタイプです。のめり込んでいきました。

その後、シカゴ大学に留学することになりました。留学によって自分が変わることは期待していませんでしたが、実際アメリカへ行ってみると、予想をはるかに超えた成果がありました。研究の内容も方法も発表の仕方も、これまでとはまったく違いました。刺激的な毎日でした。日本にいるときには、口幅ったいようですが自分は優秀なつもりでいました。しかしアメリカへ行くと、私よりもはるかに優秀な研究者がたくさんいて、自分が井の中の蛙だったことを思い知らされました。「こんなことではいけない」と焦りました。謙虚にもなりました。毎日図書館へ通いました。私の一生の中でもっとも勉強した時期でした。

一九八一年〜八二年、一九八六年〜八七年の二度、シカゴ大学に留学しました。「なぜ、動脈硬化は起こるのか」が研究のメインテーマで、世界の第一線の人たちと一緒に研究をすることによって動脈硬化についての知識が一気に深まり、自分なりの考え方も構築されました。

日本へ帰ってから、シカゴ大学で鍛えられたおかげで研究はさらに進みました。コレステロールと血管の関係についての独自の理論を展開し、まわりからも注目されました。

私にとっては華々しい時代でした。

また、シカゴ大学へ留学していたときに知り合ったワシントン大学のリー教授らの協力を得て、弘前で動脈硬化や栄養に関するローカルな国際学会を二度も開催するという大きな仕事もできました。シカゴ時代の経験と学びが点滴療法を開発するに当たってものすごく役立っています。

ＬＤＬコレステロールは悪玉ではない

コレステロールに対して、読者のみなさんはどんなイメージをもっておられるでしょうか。健康診断ではコレステロール値を必ず測定します。そしてある基準（１４０㎎／dl）以上だと、コレステロール値が高いということで、コレステロールを抑える薬が処方されます。

高いことばかりが問題にされているので、コレステロールは悪いものだと思っている方もたくさんいるようです。

コレステロールの専門家として、これについては誤解を解いておかないといけません。

コレステロールは細胞膜や核膜といった生体膜、ビタミンＤ、ステロイドホルモンなどを作る原料で、人間が健康に生きる上でとても重要な物質です。コレステロール値は低ければいいというものではありません。あまりに低い人は生命力が低下している危険性があります。生きる気力がなくなる場合もあります。コレステロールは、ある意味、元気の素《もと》でもあるのです。

「悪玉コレステロール」という言葉をよく聞かれると思います。これもコレステロールのイメージを悪くしています。私に言わせれば、「悪玉」などとは、とんでもない濡れ衣です。

コレステロールにもいくつか種類があって、悪玉コレステロールと呼ばれるのはＬＤＬコレステロールという種類のものです。肝臓で作られ、血液の流れに乗って各器官や組織に運ばれていくコレステロールです。コレステロールは水には溶けません。そのためＬＤＬ（低密度リポタンパク質）と結合して、体内を巡ります。潜水艇のような乗り物（ＬＤＬ）に乗って血液と一緒に流れていくというイメージでしょうか。

つまりＬＤＬに乗って血中を移動しているコレステロールが「ＬＤＬコレステロール」というわけです。コレステロールが高いと言われるときのコレステロールは、この

ＬＤＬコレステロールを指します。

もうひとつ、「善玉コレステロール」と呼ばれているものがあります。これは血中から肝臓に戻っていくコレステロールのことで、還りは往きとは違って「ＨＤＬ（高比重リポタンパク）」という乗り物（分子）に乗ります。これを「ＨＤＬコレステロール」と呼んでいるのです。

ではどうしてＬＤＬが悪玉で、ＨＤＬが善玉かですが、コレステロールが高いと動脈硬化が起きるという前提があるからです。コレステロールが高いのはいけないという考え方が主流でしたから、コレステロールを肝臓から運んでくる「ＬＤＬ」は悪玉、肝臓へ運び去っていく「ＨＤＬ」は善玉、というきわめて単純な理由です。

私もコレステロールに関してはずいぶんと研究したつもりですが、ＬＤＬコレステロールは決して悪者ではないという結論にたどり着きました。今日ではそれが定説になっています。

体を酸化させ、病気の原因となる活性酸素

ＬＤＬコレステロールが悪者ではないなら、何が問題なのか？　真犯人は？　という問いが生まれます。推理小説とかサスペンスドラマだと、ここからクライマックスになるわけです。

「犯人はお前だ！」

ここで名探偵が意外な人を指差すわけです。私が指を差した先にある、血管を老化させる真犯人は「酸化ＬＤＬコレステロール（略して酸化ＬＤＬ）」です。

ここで、この点滴療法でも大事なポイントになっている「酸化」について説明しておきます。

酸化というのは物質が酸素とくっつくことを言います。わかりやすい言葉で言えば錆びることです。鉄の釘を外に出しておくと赤さびが出てきます。鉄が酸素とくっついて酸化されてだんだんとボロボロになっていくのです。酸化されれば、物質は劣化します。

体の中ではいつも酸化現象が起こっています。細胞も酸化していきます。錆びていく

のです。だから人間は老化していくのです。「生・老・病・死」とはうまいことを言ったものです。人間は体の中に酸素を取り入れて、それを元にエネルギーを生み出します。しかし、呼吸で取り込んだすべての酸素がエネルギーに変わるわけではなくて、中にはエネルギーにならずに、細胞を酸化させる物質（活性酸素）となってしまいます。この活性酸素が約２％あると言われています。活性酸素はとても不安定な物質で、自らを安定化させるためにまわりにある物質とくっつこうとします。それが「酸素とくっつく＝酸化作用」となるわけです。

活性酸素が細胞とくっつけば細胞は老化します。細胞の中に入り込み、遺伝子とくっつくことで遺伝子を酸化させ、それが原因で正常な細胞がガン化してしまうこともあります。

こんな表現をすると、活性酸素はとんでもない悪者のように思われてしまいますが、適量の活性酸素は生体を守るためになくてはならない存在でもあるのです。活性酸素の酸化力は、言い方を換えれば殺菌力ということになります。白血球は体内に侵入してきた細菌やウイルスを退治してくれますが、その武器が活性酸素です。また肝臓は解毒作用をするところですが、そこでも活性酸素が有毒な物質を無毒化するのに役立っています。いちがいに悪者と決めつけるわけにはいかない——それが人間の絶妙なしくみです。

酸化したＬＤＬコレステロールが脳梗塞の原因に

活性酸素が体内に過剰にあると病気の原因になります。活性酸素は呼吸によって体に取り入れる酸素から作られるばかりではなく、私たちの毎日の生活の中からもたくさん発生しています。化学添加物の多い食べ物、タバコ、紫外線を浴びること、激しいスポーツのし過ぎ、ストレス過多——それらも活性酸素を増やす原因です。

動脈硬化が起こるメカニズム

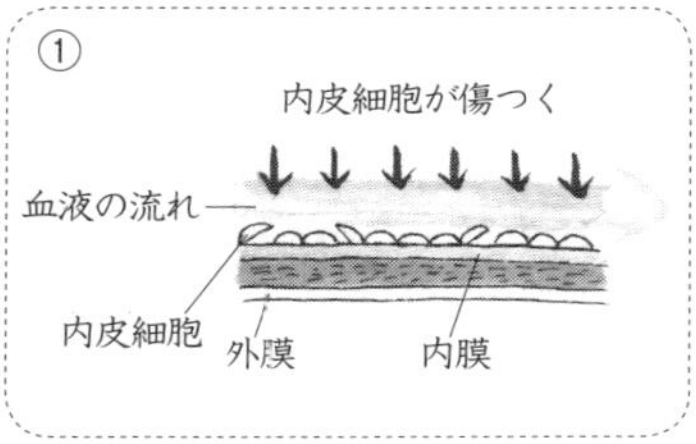
①
内皮細胞が傷つく
血液の流れ
内皮細胞
外膜
内膜

人体には、活性酸素を排除する仕組みも用意されていますが、現代人のライフスタイルではあまりにも多くの活性酸素が作られるので、その仕組みが追い付かないのが現状です。

体の中に過剰な活性酸素が残り、それがいろいろなところで悪さをしているのです。

ＬＤＬコレステロールも、過剰な活性酸素によって酸化ＬＤ

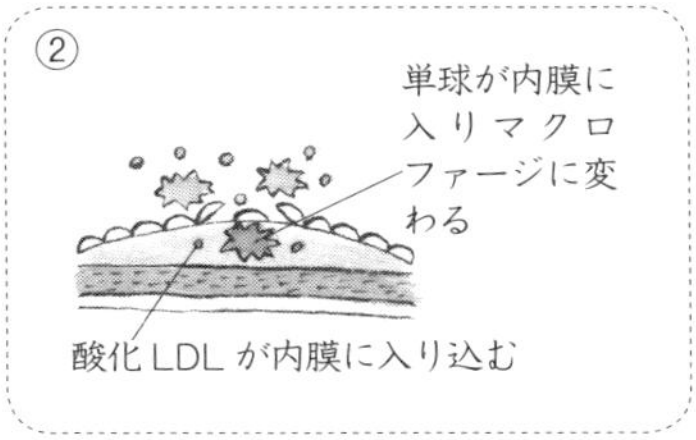
②
単球が内膜に入りマクロファージに変わる
酸化LDLが内膜に入り込む

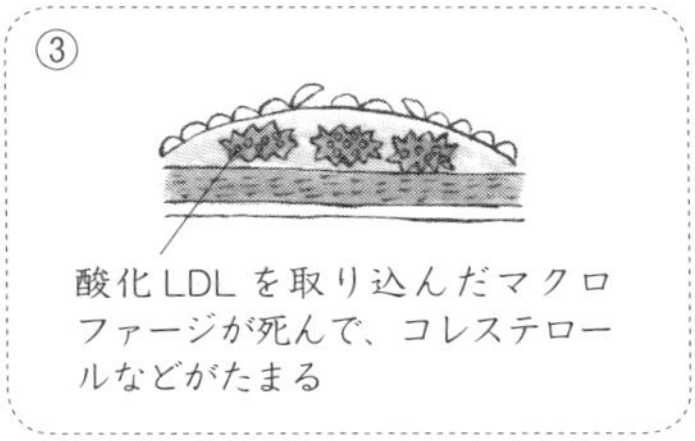
③
酸化LDLを取り込んだマクロファージが死んで、コレステロールなどがたまる

Ｌになって血中を移動します。そして血管内に入り込み、動脈硬化の原因となります。

酸化ＬＤＬは、次のような経過で血管に悪影響を与えます。まずＬＤＬコレステロールが酸化ＬＤＬになると、人体はそれを良からぬ異物として認識します。血管壁の中で異物である酸化ＬＤＬを捕えるために、単球という免疫細胞が血管壁の中に入ってマクロファージと呼ばれる細胞に変化します。マクロファージは異物を見つけると、それを捕まえて食べます。細菌やウイルスが侵入したときにもマクロファージが活躍して、病気にならないようにしています。

マクロファージは貪食《どんしょく》細胞とも呼ばれていますが、とにかく異物を食べるのが特徴です。たくさん発生した酸化ＬＤＬも、マクロファージが次から次へと食べて処分してくれます。そしてどんどんと太ります。酸化ＬＤＬがあまりにも多いと、次々と食べるうちに自分も酸化されて、ついには死んでしまいます。

④

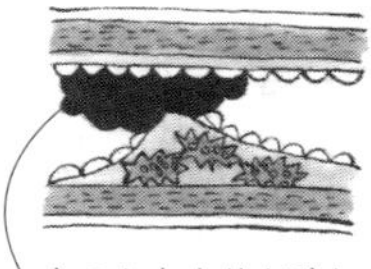

血のかたまりが破れて、血管が詰まる

マクロファージは破裂するように死にますから、その死骸が血管壁にもべっとりとへばりついて蓄積されます。お粥のようにドロドロしているので粥腫《じゅくしゅ》と呼んでいます。

酸化した物質がくっついた血管壁は傷つきやすく、出血が起こると、あの血小板が集まってきます。血管壁が傷ついたときに起こる現象です。

マクロファージの死骸や凝集した血小板が血管壁につけば、コブとなって血管の内側にせり出し、血管が狭くなって血流の邪魔になります。つまり血管が狭窄状態となり、放置しておくと血管が詰まってしまいます。もしコブが血管壁からはがれれば、塞栓として血液と一緒に流れていきます。

活性酸素を無毒化すると、血管は元気になる

脳梗塞を防ぐには、こんなことが起こらないように何とかしないといけません。

そこでこの点滴療法では、活性酸素を無毒化するラジカルスカベンジャーという薬を

使います。この薬剤は活性酸素が作られるのを抑制します。活性酸素が作られても、それを捕捉し排除する働きがあります。この薬剤によって体内の活性酸素を減らします。そうすれば酸化ＬＤＬも作られなくなります。

しかし、ラジカルスカベンジャーを点滴注射したからといって、ずっと活性酸素が抑えられるわけではありません。十日間の点滴で過剰な活性酸素を除去し、適量な活性酸素の体にします。そうすることで酸化した血管を健康に戻すことができます。健康な血管になれば、血管自らが活性酸素を除去する働きを取り戻す。それが狙いです。そういうリセットをくり返した上で大事なのは、日ごろから活性酸素が発生しにくい生活をすることです。

そのためには、できるだけ化学添加物や農薬を使っていない食品を食べたり、汚染された空気を吸うことで活性酸素の増大を防ぐために、空気のいいところで生活したり、ストレスを上手に発散したり、抗酸化物質（酸化を防ぐ物質）のビタミンＣやビタミンＥ、ポリフェノールを多く含んだ食品を食べるようにアドバイスをしています。

つまり根本から血管を元気にするには、活性酸素対策は欠かせません。

私は一九八〇年代、動脈硬化の犯人としてＬＤＬコレステロールが悪者扱いされていたところに「ＬＤＬコレステロールは悪くない！　悪いのは、酸化ＬＤＬコレステロールだ」と主張していました。そんなことを言うのは少数派で、学会でもなかなか受け入れてもらえませんでした。しかし今では酸化ＬＤＬが動脈硬化の原因だというのが当たり前になっています。隔世の感があります。

また、シカゴ大学へ留学していたころ、マクロファージをメインテーマに研究していた時期がありました。そんなこともあって酸化ＬＤＬやマクロファージ、それらと関係の深い活性酸素は私には思い入れがあります。

そういう経験がこの点滴療法につながっていると思います。なかなか日の目を見る研究ではありませんでしたが、コツコツやってきて良かったと思っています。

話が少々わかりづらかったかもしれませんが、この点滴療法は薬剤を使って老化した血管を若返らせる治療法です。なぜ血管が老化するのか、そのメカニズムを研究して、その逆をやれば若返るのではないかという観点で薬剤を組み合わせました。それが間違いでなかったのは、たくさんの症例が証明してくれていると思います。

脳には無限の可能性がある

たくさんの脳梗塞の患者さんの治療をしてきて、脳にはまだまだ科学では解明されていない力があると、私は感じています。

点滴療法を行なっても詰まってしまった血管はどうしようもなく、その先にある死んだ神経細胞が甦えることはありません。それにもかかわらず動かなくなっていた手や足が動くようになったり、出なかった言葉が出るようになったりといった効果が見られます。どういうことなのだろうかと、よく考えました。

目が見えなくなった人は耳がよく聞こえるようになったり、皮膚感覚が敏感になったりすると言われます。それと同じように、脳のある部分が働かなくなると、別の箇所がそれを補ってくれることがあるのかもしれません。この点滴療法は脳内の血管を若返らせて血流を良くすることができます。血流が良くなるということは、それだけ脳の機能も高まるということです。脳内の血流が良くなることで、残された神経細胞が活性化して、失った機能を補完する力を発揮するのかもしれません。

たとえば脳梗塞で腕が曲がらなくなったとします。腕が曲がるのは、脳から腕の筋肉に「腕を曲げなさい」という指令が届き、筋肉がそのとおりに働くからです。脳梗塞を起こして指令を出す部分が壊れてしまうと、「腕を曲げなさい」という指令が届きません。だから筋肉も反応できず、腕はだらりと下がったままになってしまいます。

しかし脳の血流を改善していくと、腕を曲げる筋肉には指令が届かなくても、その周辺にある筋肉が腕が曲がるように手助けしてくれることがあるのかもしれません。もし指の筋肉が動かなくなったとしたら、手首を動かす筋肉が動かない筋肉をサポートして指を動かすように働くということも考えられます。

評論家の栗本慎一郎さんが脳梗塞で倒れて左手が動かなくなったときのことです。栗本さんがミラーボックスという箱を使って左手を動かせるようになったというエピソードを、テレビで見たことがあります。テーブルの上に前面が開いた箱が置かれています。内側の左側面には鏡が張ってあります。栗本さんがテーブルの前に座り、右手を箱の中に入れます。鏡に右手が写ります。栗本さんから見れば、あたかもそこに左手があるように見えています。右手を開くと、まるで左手を開いたように見えるわけです。

この箱を使って栗本さんは、脳に「左手も動く」と錯覚させて、左手の機能を回復させました。この場合、左手を動かしなさいという指令を出す脳内の部分が復活したわけではありません。死んだ神経細胞は元には戻りません。栗本さんの左手が動いたのは事実ですから、死んだ部分を、ほかが補完する働きをしたとしか考えられないのです。

その仕組みは理屈ではわかりません。私は医者ですから、科学的なアプローチで脳梗塞の後遺症を少しでも軽くし、再発を防ぐ治療を発展させるのが仕事です。そして、それを科学的に分析して、学会でも発表していこうと思っています。しかし科学だけでは説明できないことはいくらでもあるということも私は理解しています。奇跡と思われるようなことも起こるはずです。

点滴療法の具体的な方法は、まずＭＲＡとＭＲＩの検査です。これには三十分ほどかかります。この検査で狭窄が見つかれば、十日間の入院治療です。入院中は、午前と午後に一時間ほどの点滴です。それ以外の時間は、ご自分の仕事、読書など院内で自由にお過ごしください。

十日間の治療が終わった時点で再度ＭＲＡとＭＲＩ検査を行ない、効果を確認します。決して難しい治療をするわけではありませんので、安心して入院してください。

Ｋさんをはじめ本書で紹介した症例は、実際、脳梗塞の専門家である私自身がびっくりするものばかりです。

ですからどんな状態であっても、あきらめないでいただきたいと思っています。ぜひ希望をもって回復につとめてください。この点滴療法がさらに効果的なものになるよう、私は努力を続けていきます。

（第四章）

未病のうちに対処する

健康と病気の間には、未病という段階がある

脳梗塞を起こすということは、一カ所あるいは数カ所の血管がすでに完全に詰まってしまい、その先には血液が流れなくなっている状態です。詰まってしまった血管、そしてその先にある神経細胞はもう元に戻ることはありません。この点滴療法で良くなるわけではありません。しかし前に述べた理由で機能が回復することがあります。再発予防も可能です。

とはいっても正直なところ、脳梗塞を起こしてしまってからの治療は容易ではありません。もう少し早く来てくれていればと思うことがよくあります。

発作を起こす前に治療すべきだというのが、私の考えです。そこには必ず兆候があります。めまい、手のしびれ、ろれつが回らないという症状は、脳梗塞の前触れであることが多いのです。この状態が「未病」です。より厳密に言えば「病気ではないけれども、健康でもない状態」を未病と言います。未病という概念は古く中国医学にはありました。しかしあいまいなところがあって、なかなか現代医学には取り入れられませんでした。

近年、検査機器がとても発達し、脳梗塞で言えば、ＭＲＩとかＭＲＡといったすぐれた装置が多くの病院に導入されています。これを使えば未病状態を見つけることができます。

脳梗塞は、ある日突然、何ともなかった血管が詰まることで発症するのではありません。ていねいに観察していくと、脳梗塞を発症するまでには、血管が徐々に狭くなって、血流が少しずつ悪くなるという過程を経ます。血流がだんだん悪くなっていくある段階で、めまいやしびれや、ろれつが回らないなどの症状が出ます。

ではどうするか。

年に一度でも脳血管の検査をして狭窄があるかどうかを丹念に調べれば、未病段階での対応が可能になります。

これは脳梗塞に限ったことではなく、医者が未病を意識して治療に当たれば、重篤な症状によって大変な目にあうのをかなりの割合で防ぐことができるはずです。もっと未病が注目されなければいけないと、私は思っています。

私が「未病」ということに興味をもったのは、まだ大学病院にいたころですから、二、三十年も前のことです。そのころは未病のことなど、だれも言いませんでした。私が論文を発表しても「末病《まつびょう》」と読まれるありさまで、ほとんどの医者は関心をもってくれませんでした。

なぜ私が未病に注目したのか。当時、私のいた内科の重要なテーマは結核治療でした。そのころはストレプトマイシンなどの抗生物質が出てきて、結核も不治の病ではなくなろうとしていました。医学の発展が病気の原因である細菌に打ち勝とうとしていた、まさに希望に燃えていた時期でもありました。

私は病気が治るというのはどういうことか、とても興味がありました。抗生物質によって結核がどんなふうに治癒しているのだろうと、結核が良くなった人の肺を調べたことがあります。

きっと新品の肺のようにピカピカになっているのだろうと期待していました。治療をした患者さんの血管像をラジオアイソトープで見たとき、「あれっ」と思いました。結核菌に冒された部分には依然として痕跡が残っていて、そこには血流がないのです。私は「治す」のは「元に戻すこと」だと考えていました。ところが結核になった人の肺は元に戻っていません。私の考えから言うと、「治した」とは言えなかったのです。

抗生物質によって病原菌がいなくなり病状がストップしたから、「治った」と言っているに過ぎず、厳密に言えば、患者さんは後遺症を抱えて生きていくわけです。結核を発症してからでは、症状をストップさせることはできても治すことはできないことがわかりました。

そのことがどうしても納得できませんでした。医者は病気を治すのが仕事です。治すというのは元の元気な体に戻すことです。抗生物質は病気をストップさせることはできますが、特に結核の場合は治すことはできないのです。

ここでも私の生来の頑固さが出てきました。それなら結核が発病してからではなく、その兆候が出たときに治療しなければいけないのではないか、と考えたのです。兆候が出た段階なら、適切な治療をすれば必ず元の体に戻れるはずです。抗生物質はもっと役に立つはずです。それこそ「治す」ことだと考えて、いろいろと調べていたときに「未病」という概念に出合ったのです。

以来、「未病」は私のテーマになりました。少人数であっても私の意見に賛成してくれる仲間もいて、大学内で共同研究を行ない、学会も作りました。

いま私の対象は結核から脳梗塞に移りましたが、病気は未病段階で対処すること、「治す＝元の体に戻す」のも難しくないという考え方を広げていければ――というところにたどり着きました。

未病での治療がもっと広まるためには、医者にも患者さんにも、「未病」という状態があり、その段階で治療をすれば病気にならずにすむ――そのことを理解してもらいたいと思います。脳梗塞の兆候があったとき、多くの患者さんが「一晩寝れば良くなるだろう」と考えてしまいます。これはまずいと思って病院へ行っても、医者は「年ですからね」とか「ちょっと様子を見ましょう」と真剣に向き合ってくれません。

さらに脳梗塞の場合、未病段階で病院へ行っても有効な治療法がないのが現状です。金澤点滴療法はほかの人が行なっていない治療法です。だからこそ、未病治療という概念とともに、この点滴療法がもっと広まっていくことを願っているのです。

ゆくゆくは「未病外来」というのが確立されて、そこで脳梗塞の兆候がある人にはこの点滴療法が使われるようになったらいいなと思っています。さらには大学の医学部にも内科、外科などと横並びで「未病科」という講座ができることを願っています。

脳梗塞を起こす前に治療できないか

脳梗塞未病段階での治療の必要性を強く感じたのは、私が大学病院を辞めて民間病院に移り、臨床を始めたときのことです。

大学病院や大きな総合病院に勤めていたときには、一人で歩いて来院する患者さんが多く、退院するときにも歩いて帰る人がほとんどでした。しかし民間病院には、寝た切りの人、半身不随で足を引きずっている人、認知症の症状を呈している人がほとんどで、見舞いに来た家族の顔すら忘れてしまっている人もいて、私は大病院の患者さんとのギャップにわが目を疑いました。

重症の患者さんは長く治療していても良くならず、どうしようもない状態で病院をたらい回しにされ、いくつもの病院の入退院を経験していました。そういう方たちの内訳を見るとほとんどが脳梗塞の後遺症でした。

脳卒中で倒れて救急車で病院に運び込まれたときには、「何とか命が助かれば」「家族の顔がわかるほどに回復できれば」という希望が家族の方から出されます。しかし寝た切りの状態が一年二年と続くと、本人はもとより家族の負担も大きくなり、疲れ果て、挙句の果てには一命をとりとめたことを呪うかのようなつらい精神状態に追い込まれてしまいます。

自分の身のまわりの整理もできず、用便すら自分でできなくなってしまった患者さんを見るにつけ、私は人間の尊厳とは何なのかと真剣に考えるようになりました。倒れる前は社会でどんなに地位のあった人でも、次第にまわりから忘れ去られ、家族に言い知れぬ迷惑をかけながら、遠慮がちに過ごしている姿は本当に気の毒でなりません。しかし医学にも限界があって、私は限界を感じるたびにため息をつきながら天空を見つめていました。

何とかそういう悲惨な状態を防ぐことはできないだろうか？　私はずっと考えていました。そして行き着いたのが、「脳梗塞で倒れる前に治療をすればよい」ということでした。これが私の脳梗塞未病治療の始まりです。

未病医学とは、健康と病気の間に「未病状態」というのを考えます。未病状態の人はそのままにしておけば病気に向かうわけですが、その向きを最新の医学を駆使して積極的に治療し、健康の方向に変えるというものです。

金澤点滴療法はその治療法として開発されたものです。

未病段階で脳血管の狭窄を見つける

この点滴療法をやってきて、未病の段階でわかって本当によかったという人をたくさん見てきました。このままだったら大変な状況になるだろうと思える人を紙一重で救えたこともありました。

そんな症例を二つ紹介します。

二人暮らしをしている高齢の姉妹がいました。お姉さんが脳梗塞で倒れて入院してきました。この点滴療法でかなり改善しましたが、それでもなお介護が必要な状態でした。妹さんが毎日病院へ来て、一生懸命に介護していました。そのお顔を見ると、私も声をかけるようにしていました。「先生の顔を見ると元気が出ます」といつも笑顔を見せてくれましたが、やはり介護に疲れている様子が笑顔の裏に感じられます。

あるとき妹さんが「診察してほしい」と言ってきました。

「どうしたのですか？」

と聞くと、

「ちょっとめまいがするので」

と言うのです。高齢で毎日お姉さんの介護をしているわけですからかなり疲れているでしょう。めまいぐらいあっても不思議ではありません。直感的に「ひょっとしたら脳梗塞の前兆かもしれない」と思い、すぐに検査をしました。

すると、予想どおり、脳の血管の何カ所かに狭窄が見られました。

「このままだと、お姉さんみたいに倒れてしまうかもしれませんよ」

と説明し、すぐに金澤点滴療法を行ないました。

十日間の治療を終えて検査をすると、狭窄部分はきれいになくなっていました。早い処置がよかったのです。

めまいもすっかりなくなりました。

もしあのまま放置しておいたら、狭窄を起こしている血管が詰まってしまう危険性は非常に高かったと思います。そうなるととてもお姉さんの介護どころではなくなります。介護される立場になってしまうのです。二人きりの姉妹でほかに身寄りもなく両方が倒れてしまったら大変です。それを未然に防げたのはとてもよかったと思っています。

点滴療法で仕事が続けられるようになった

もう一人、七十四歳の男性です。

長く町会議員を務めている方でした。本人は普段どおりに暮らしているつもりですが、奥さんが「ちょっと変だ」と気づき、嫌がるご主人を連れて来院されました。

「何か、話すことがおかしいんですよね」

と奥さんは言います。

「おかしいことがあるもんか」

とご主人はむくれています。

奥さんによると、いつもではないのですが、ときどきつじつまの合わないことを言い出したり、何もないのに物が見えているようなことを言うのだそうです。物忘れも多くなってきたと言います。

診察しても特に異常は感じられません。でも奥さんが変だと感じているのですから、何か問題があるはずです。

嫌がるご主人をなだめながら、すぐに検査をしました。

すると、両側の後大動脈という血管の血流がほとんどないことがわかりました。画像には、本来太く写るべき血管が薄くしか出ていません。奥さんがおかしいと感じたのは、それが原因だったのです。

画像を見せて説明すると、さすがにご主人もただごとではないと感じたのでしょう。話をちゃんと聞こうとする姿勢になりました。忙しい方でしたが、このままだと取り返しのつかないことになるということを感じてくれたようです。十日間の入院治療についても、素直にうなづきました。

入院十日後に検査をすると、かなり血流が良くなっているのがわかりました。画像を見比べれば一目瞭然なので、ご夫妻はとても喜んでくれました。

しかし私の判断では、これではまだ不十分です。さらに十日間の治療が必要だと伝えました。ここまでくれば、私のことも点滴療法のことも信頼してくださっています。二つ返事で了解してくれました。

その結果、血流は元に戻りました。少しでも血液が流れていれば、この点滴療法で何とかなる可能性があります。ぎりぎりでしたが、早い段階で治療することができて、ご主人はまた仕事に復帰しました。

もし脳梗塞を起こして倒れていたら、町会議員という仕事を続けるのは難しかったでしょう。奥さんも介護に忙殺されて、きつい思いをされていたことでしょう。

脳梗塞を起こしてからでも後遺症がかなり良くなることがあるのは、これまで述べてきたとおりですが、完全に元通りに戻れるかというと、残念ながらとても難しいことです。何らかの後遺症は抱えていかざるを得ません。しかし未病段階であれば、元気なときと同じような状態に戻る可能性はとても高いと言えます。未病段階での治療がいかに重要かを証明する症例だと思います。

未病と既病との比較

脳梗塞の患者さんの治療を始めて以来、私は未病段階の人と脳梗塞を起こした人の間には、データ的にはどんな違いがあるのかに興味が湧きました。

私の手もとにはたくさんの未病者と倒れた方の脳血管の画像、血液検査の結果などが残っています。かなりの人数を診察、治療したデータです。

未病者と脳梗塞を起こした方とでは脳内の状態にはどんな違いがあるのだろう？　血液検査のデータを比較したら何か違いが見つかるかもしれない。違いがわかれば点滴療法の使い方もより有効なものに変えていくことができるかもしれない。そう考えてデータの分析を始めました。腰をすえてデータを見つめました。

脳梗塞患者二十五名、脳梗塞未病患者五十六名、健常者十名を対象としました。いずれも六十歳以上です。結果はとても興味深いものでした。

この研究結果は、二〇一七年、日本でも一番大きな学会である日本内科学会で「脳梗塞未病と脳梗塞発作ならびに再発に関する研究」と題して発表しました。

その一部をご紹介します。

私がもっとも注目したのは動脈に見られる狭窄部の数でした。その結果が次ページの図です。

狭窄部の数を「脳梗塞」「脳梗塞未病」「健常人」で比較したものです。明らかに脳梗塞の人がもっとも狭窄部の数が多く、ついで脳梗塞未病、健常人の順となります。ここから推測されるのは、健常人はほとんど狭窄が見られません。しかし狭窄ができることで脳梗塞未病状態となり、狭窄が進んであるところまで行くと、脳全体の血流が悪くな

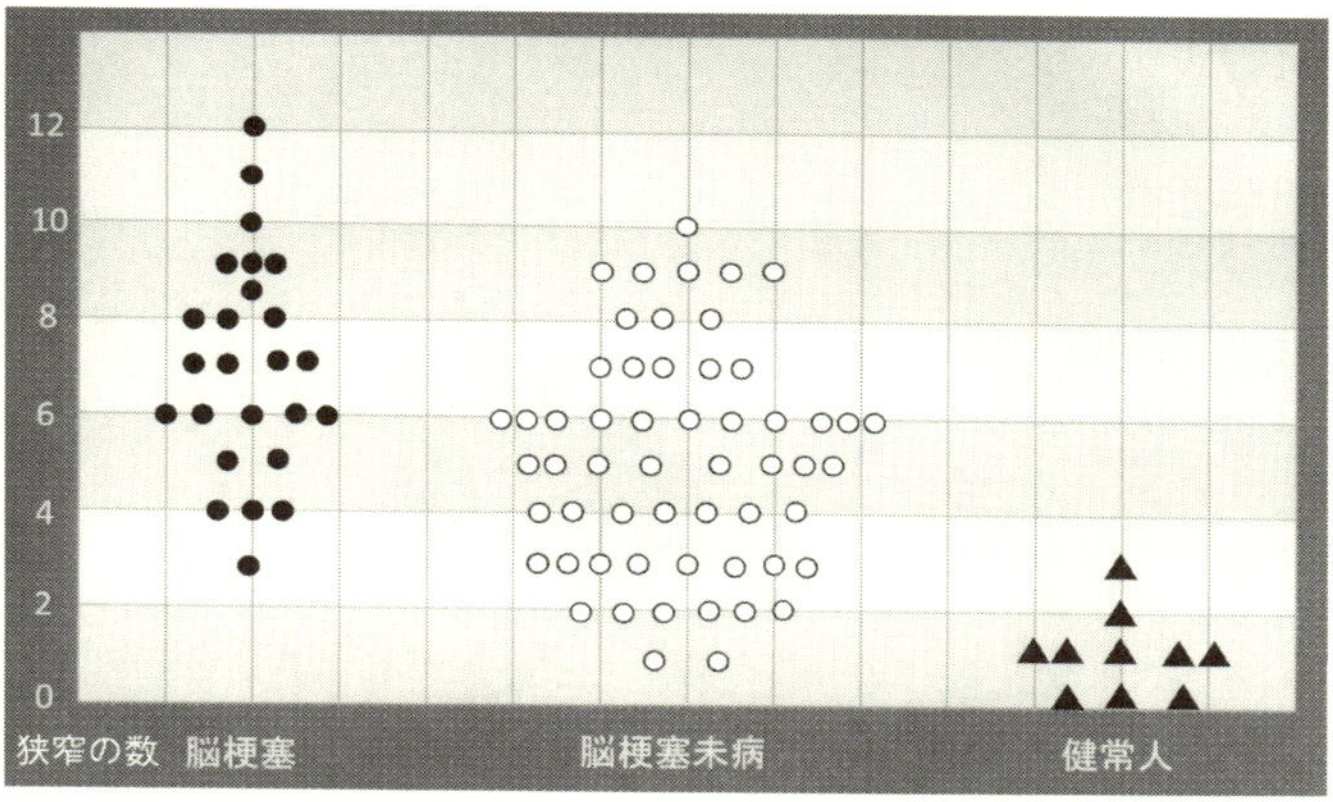

脳梗塞を起こした人（●）脳梗塞未病の人（○）健常人（▲）の血管狭窄の数を比較したもの。
脳梗塞を起こした人、脳梗塞未病の人、健常の人の順番で多い傾向があった。これで言えるのは、血管はいきなり詰まるということではなく、狭窄ができて、それが梗塞につながっていくということ。さらに、たくさんある狭窄が、脳梗塞を起こした人にとっては、再発の危険性を高め、脳梗塞未病の人にとっては、脳梗塞の発作へとつながると考えられます。

って脳梗塞の発作を起こすことになるということです。

このデータから言えるのは、脳梗塞は、突然起こるのではなく、その前段階としてまず血管の狭窄があることです。脳梗塞を起こした人の脳血管にたくさんの狭窄があるということは、再び脳梗塞を起こすかもしれない時限爆弾を抱えていることにもなります。脳梗塞の患者さんの多くが二、三年後には二度目の発作を起こし、より重篤な症状で苦しむという現象です。その原因は、狭窄部をそのままにしておくことにあるのです。

脳梗塞を起こしたら、もう後戻りはできません。緊急処置で落ち着いたらリハビリをしながら次の一手を打たなければなりません。大切なのは、脳血管の中にある狭窄部をどうするかです。これを放置しておくのは、指をくわえて再発を待っているようなものです。

点滴療法を行なうことで、狭窄した血管が修復される人はたくさんいます。脳血管を修復して狭窄をなくしたり減らしたりすることで、再発の危険性は格段に低くなります。

このデータ比較を通して言えるのは、次のことです。

脳梗塞未病の人は脳梗塞の予備軍だということです。いつ脳梗塞を起こしても不思議ではありません。だからこそ、私は未病段階での点滴治療を勧めているのです。未病段階で点滴療法を行なえば、脳梗塞になる危険性はかなり減少します。さらに脳梗塞を起こした人の場合、ほとんどの人が血管の狭窄を抱えていますから、再発のリスクと隣り合わせの状態です。脳梗塞を起こした人もあきらめないで点滴療法を受けることで、狭窄をなくして後遺症を改善させ、再発のリスクを抑えることができます。

それ以外にもどんな違いがあるか、血液検査の数値も比較しました。コレステロール値、血糖値（ＨｂＡ１Ｃ）、ＬＤＨ値（ＬＤＨは、酸素が十分に供給されないときに活性化する酵素。つまりＬＤＨが高いとは酸素が供給されていないということ）、尿酸値、白血球数と血小板数、中性脂肪などを、脳梗塞を起こした人と未病の人とで比較しています。

血糖値や中性脂肪、白血球の数で両者に差が見られました。脳梗塞にならないためには、血糖値や中性脂肪をコントロールすることが重要だということがわかります。白血球は体内に炎症があるときに数が増えますから、脳梗塞を起こす人は血管に炎症を起こしていると予測されます。つまり炎症を抑える必要があります。ここで詳細に述べるとあまりに膨大になるので省きますが、それらを内科学会の場で発表したのです。

もちろんまだ不完全なデータですが、こういう研究や分析の積み重ねが脳梗塞の特徴をつかむ一助たりうるのではないかと考えたのです。どんな治療が有効なのか、そのヒントも見つかるはずです。そうした試みを参考にしながら試行錯誤をくり返し、この点滴療法をよりよいものにしていかないといけません。

私たち研究者は、いつもこうやって一般の人にはあまりなじみのないデータをながめながら、そこから何かを見つけ出そうとしています。そして小さな発見をきっかけにさらに研究を続け、それを治療に生かすことで多くの人の健康を守る——それが医者の務めだと思っています。

ミネラルのバランスで脳梗塞の未病を診断

もうひとつ私が注目している未病の方の検査方法があります。

未病段階での治療が大切だと言っても、ＭＲＡやＭＲＩの検査となると、実際に要する時間は三十分ほどのことですが、本格的な検査と受け取るせいかやはり二の足を踏む人が多いようです。

そのため、手遅れになって脳梗塞を起こしてしまう人もいます。少しでも早く検査して、未病段階で治療をしておけばよかったのに——と悔しい思いをすることがよくあります。もっと簡単に未病を見つける方法はないだろうか、私は模索しました。

たとえば血液を採るだけで脳梗塞の危険性があるとわかればどうだろうか。簡単な方法ならもっとたくさんの人が検査を受けるはずです。そうすれば、未病段階での治療がやりやすくなり、倒れる人は減るはずです。

簡単にできる治療として可能性が高いのが、微量ミネラルの測定だと考えました。微量ミネラルの重要性は最近になって盛んに言われるようになりました。これは人体にとって必要欠くべからざるものです。体内の酵素が正常に働くためには微量ミネラルが必要です。脳梗塞に関しても、ミネラルバランスの影響があるだろうと考えました。

ミネラルバランスが測定できれば、脳梗塞未病状態を発見できる可能性があります。それに、挑戦しようと私は考えました。

といって血液中のミネラル成分を測定する装置などありません。さてどうすればいいか。一生懸命に文献をあさったり、人に聞いてみたり、何とか答を探そうとしました。そうやってもがいていると、けっこうよい方法が見つかることがあります。

血液中のミネラルバランスを測定するのによい装置はないものかと考え続けているうちにひらめいたのは、食品の栄養成分を測定する質量分析の装置でした。この装置に血液の中の血漿を入れればミネラルの割合がわかるはずです。もちろん、そんな使い方をしている人はいませんが、理屈からすれば十分に可能です。

私はさっそく三十五種類のミネラルを測定できる食品分析装置を購入しました。大学を辞めた後なので自腹で買うしかありません。貯金はきれいになくなってしまいました。思惑どおり、食品分析装置を使うことで血液内のミネラル分の測定が可能になりました。

さっそく健常者十八名、脳梗塞未病二十八名、認知症の方十二名を対象に三十五種類のミネラルを測定分析しました。

その結果は次ページの表です。

ミネラルはバランスがとても大切です。ある一定のバランスに保たれることで、人は健康でいられます。病気の人はミネラルバランスが崩れています。脳梗塞になりそうな人も確実なミネラルの偏りがあることがわかりました。健常者と比較すると、脳梗塞未病の人はホウ素、ナトリウム、アルミニウム、ケイ素、銅の値が高く、リンやセシウムが低い値を示したのです。ほっと安堵しました。これを使ってミネラルバランスを調べれば、脳梗塞の未病状態がわかるのです。

ミネラルバランスが脳梗塞未病の指標になると確信したのは、この調査対象となった未病二十八名の方に対して金澤点滴療法を行ない、血管の狭窄や症状を軽快させた後、再度ミネラルを測定したところ、多くの方のバランスが正常になったからです。

血清ミネラルの動向（健常者との比較）

	脳梗塞未病	脳血管性認知症
B（ホウ素）	↑	↗
Na（ナトリウム）	↑	↑↑
Al（アルミニウム）	↑	→
Si（ケイ素）	↑	↑↑
P（リン）	↓	→
Mn（マンガン）	→	↑
Cu（銅）	↑	↑
Zn（亜鉛）	→	↓
Mo（モリブデン）	→	↑
Cs（セシウム）	↘	↓

健常者と比較したミネラルの割合

↑↑	非常に多い
↑	多い
↗	やや多い
→	変わらない
↘	やや少ない
↓	少ない

この検査が普及すれば、未病状態で治療できる人の数が確実に増えるはずです。ふらつきやめまい、しびれといった兆候が出る前に発見することも可能です。そうなれば治療効果はさらに高まるはずです。

具体的にはまずミネラルバランスの検査を受けてみることです。血液を採るだけですから簡単です。

もしミネラルバランスが崩れていて、それが図に示した傾向に当てはまるなら、その方は脳梗塞の未病、つまり脳血管に狭窄がある可能性が考えられます。そこで初めてＭＲＡやＭＲＩの検査を受ければよいのです。そして狭窄部が確認されたら、ただちに金澤点滴療法を受ける。そんなシステムが広がれば、脳梗塞で倒れる人は減少するはずです。

早くそうなってほしいと願いつつ日々の診療に当たっています。現在、月に三十人から四十人の方が金澤点滴療法を受けています。患者さんもご家族もとても明るい表情で退院されていきます。患者さんを見送るたびに、どうしたらもっと広く金澤点滴療法のことを知らせることができるだろうかと考えながら、この本をまとめました。

未病のうちに手を打つ。

ぜひ、このことを頭に入れておいてください。

（第五章）脳梗塞にならない、再発しないために

日ごろから血圧をチェックする

大事なことは予防です。予防には、脳梗塞にならない、脳梗塞を起こした方が再発しないため、という二重の意味があります。

血管の管理は毎日の生活と密接な関係があります。いくら点滴療法を行なっても、日ごろから暴飲暴食をし、不規則な生活をしていれば再発することになります。点滴療法があるからどんな生活でもかまわないということではなく、できるだけ健康的な生活を心がけていただきたいと思います。

●血管の健康状態を、折に触れてチェックする

定期的に健康診断を受けたり病院で受診するのも大事ですが、家庭でもできることはあります。「今日、血管は元気かな?」と意識してください。

血管の健康状態を見るには、

①血圧
②コレステロール

③中性脂肪
④血糖値
⑤尿酸値

のチェックが大切です。

（血圧）

簡単に計れる血圧計が売っていますので、購入して家で測定してみるのもいいでしょう。血圧は血管の健康状態を見る重要なバロメーターです。

１４０／90㎜Hg以下――これが基準です。これよりも大幅に高いときは血管が弾力性を失っていると考えられます。血圧は血管にかかる圧力です。血管に弾力があればその圧力を吸収しますから、血圧は高くなりません。

数値の１４０は心臓が収縮しているとき、90は心臓が拡張しているときの血圧の基準値です。特に注意しなければならないのは、両方とも基準値を超えているときです。血管が過度に緊張していると考えられますので、主治医に相談する必要があります。また血圧があまりにも下がってしまうのも要注意です。

（コレステロール）

健康診断を受けるときにはコレステロール値に注意してください。コレステロールにはいろいろな種類のものがありますが、チェックしていただきたいのはＬＤＬコレステロールとＨＤＬコレステロールです。危険なのは酸化ＬＤＬですが、その目安としてＬＤＬとＨＤＬの数値を見ることです。

ＬＤＬはコレステロールを肝臓から運ぶ乗り物です。この数値が高いと、血液内のコレステロールが多いと考えられます。多ければそれだけ酸化ＬＤＬが増える危険性が高まります。

一方、ＨＤＬは体の各組織からコレステロールを運び去る乗り物です。これが低いと、組織に沈着していたコレステロールがスムーズに回収されません。コレステロールが血管壁に残ると、動脈硬化のリスクが増大します。

ＬＤＬが高すぎないか、ＨＤＬが低すぎないか、それをチェックしてみてください。

（中性脂肪）

中性脂肪は血管が何らかの障害を受けたとき、さらに過食が続いたりすると高値になります。基準値は30～１４９mg／dlです。これよりも高い場合は注意しましょう。

脳梗塞を起こした患者さんは脳梗塞未病の患者さんよりも中性脂肪が高い傾向にあります。高くなった中性脂肪は脳梗塞の重要な因子になっていると考えられますので要注意です。

（血糖値）

血糖値が高いのも危険因子です。血糖値が高い人は脳梗塞になりやすいという結果が出ています。血管が障害を起こすと、糖タンパク質が増加します。これが血管を傷つけるひとつの原因です。血管障害の悪循環の原因になるのです。

血糖値のコントロールは、血管を健康に保つには大切なことです。

（尿酸値）

尿酸値が高いと痛風が心配になりますが、脳梗塞の引き金にもなります。動脈硬化を悪化させるからです。尿酸値が高い人は、食生活に注意し、場合によっては薬でコントロールすることをお勧めします。

健康診断の数値から、血管の健康状態を推測する習慣をつけておくことも、脳梗塞の予防に役立ちます。

メタボにならない、塩分を控えること

●食事に注意する

食事は日課です。食をどうコントロールするかは、脳梗塞を予防するに当たっては、極めて大切です。気をつけるのは次の三点です。

①メタボ

②塩分のとり過ぎ

③ミネラルのバランス

（メタボ）

メタボはあらゆる病気にとって危険な状態です。メタボの人はだいたいが高カロリーの食事をしています。好きなものを腹いっぱい食べがちですから、偏った食生活になります。脂ぎったお肉が大好きな人が多いですね。甘い物もよく食べるのではないでしょうか。

それを少し我慢してみましょう。「言うは易く、行なうは難し」ですが、昔からよく

言われているように「腹八分」を心がけてください。自分の体、自分の健康です。

そのひとつが体重のコントロールです。お腹いっぱい食べたい気持ちはわかりますが、取り返しがつかなくなる前に食事の量と内容を考えてみてください。毎日、体重や腹囲を測定し、メタボにならないことを少しずつ意識してください。

アルコールならビール五〇〇mlの缶ビール一本程度、日本酒なら一日一合～一合半にとどめてください。


（塩分）


塩分が高血圧の原因だというのはもう広く知られています。減塩と言っても、抵抗は少ないだろうと思います。

塩はナトリウムが主成分です。塩分をとりすぎると血中のナトリウム濃度が高まります。するとそれを薄めるために水が必要になり、たくさん飲むことになります。その結果、血管内の水分が増えます。血管内に水分が増えれば、それだけたくさんの血液が血管を流れるわけですから、血圧も上がります。それを循環させる心臓の負担も大きくなります。

また塩をとりすぎると、血圧を上げるホルモンが多く分泌されることもわかっています。血圧が高いというのは、常に高い圧力が血管壁にかかっている状態です。血管は血液の圧力によってずっと伸び伸びになった状態です。柔軟性もなくなり、傷もつきやすくなります。血圧を上げないようにすることは血管を健康に保つためにはとても大切なことです。

良くないのはわかっていても、塩っ辛いものが好きな人はついつい塩分の量が増えてしまいます。減塩食は味気ないと評判も良くありません。しかし、「塩分は血管に良くない」ことを理解して自分でコントロールするしかありません。毎日塩辛いものを食べる人は、二日に一回、三日に一回へと減らしてみませんか。

私は東北の生まれで、子どものときから塩辛いものばかり食べてきたので、ずっと塩分がほしくてたまりませんでした。しかし塩分のとり過ぎは体に悪いということがわかってきて、塩分を控えるようになりました。最初は物足りなかったですが、次第に慣れてくるもので、今は食べたいとは思わなくなりました。塩分が大好きな人も、しばらく我慢すればだんだん慣れます。塩分が少ない料理に慣れてくると、かえって塩分をおいしいとは感じなくなります。食習慣は変えられます。ぜひ慣れてください。倒れてからでは遅いのです。

（ミネラル）

ミネラル分をとることは大切です。ミネラルは体の中でさまざまな働きをしています。食物の分解・消化をはじめ、ありとあらゆる生命活動に関わっている体内酵素が十分に働くためには、ミネラルが必要不可欠です。血管を若く保つにも、ミネラルがとても大切な役割を果たしています。

といって、サプリメントでミネラルを過剰にとるのはあまりお勧めできません。なぜなら前章でも述べたように、ミネラルにはバランスが重要なのです。ある種類のミネラルばかりを集中的にとってミネラルバランスが崩れると、体調を崩すことがあるからです。カルシウムが血管に良いからと言ってそればかりをたくさんとると、どこかに支障が出る危険があります。ミネラルは単独でとるのではなく、食品を通してバランス良くとることです。特に、野菜やきのこ、海藻、小魚を積極的に食べることで、必要なミネラルは補充できます。

（血管によい栄養素）

血管によい栄養素としては、青魚に多く含まれているＤＨＡ（ドコサヘキサエン酸）やＥＰＡ（エイコサペンタエン酸）があります。これらは血管内の代謝にはなくてはならない栄養素です。中性脂肪を減少させ、血液をサラサラにして動脈硬化を防ぐ働きがあります。

ほかにも、納豆、味噌、豆腐、豆乳といった大豆製品、亜麻仁油《あまにゆ》、エゴマ油なども血管には良いとされています。特に納豆に含まれるナットウキナーゼは血栓を溶かす働きがありますので、毎朝納豆を食べるのは血管のためにはとても効果的です。

(食生活で注意すること)

そうはいっても食生活についてあまり神経質になりすぎるのも問題です。食はただ単に栄養素を補給するだけのものではなく、楽しみの要素もあります。気の合う仲間とわいわい言いながら食べるのは本当に楽しいものです。

メタボと塩分に注意し、その他のこともちょっと頭に入れながら、食事という人生の快楽を大いに味わってください。

あれを食べてはいけない、これも食べなければいけないと、眉間にしわを寄せながらの食事では体によい作用を及ぼしません。いくら納豆が血管に良いからといっても、好きでもない納豆を鼻をつまんで食べる必要はありません。

適度な運動、ストレスをいかに減らすか

●ウオーキング程度の軽い運動を

脳梗塞の予防、再発予防のため、「運動はどうすればよいでしょうか？」とよく聞かれます。もちろん適度な運動をするに越したことはありません。運動不足になると筋肉が衰えて、血行が悪くなります。血行が悪くなると、血管もあまり働かなくなります。すると筋肉も血管も老化してきます。

かといって、激しい運動をする必要はありません。あまり一生懸命に運動をすると、血圧を急上昇させたり、活性酸素を発生させて、かえって血管を痛めることになります。ウオーキング程度の運動でよいでしょう。

定期的にウオーキングができないとしても、日常生活でも運動するチャンスはたくさんあります。通勤のときに駅まで歩く。駅ではエスカレーターやエレベーターを使わずに階段を上る。電車では座らない。そうしたちょっとしたことを心がけるだけでも、けっこうな運動量になります。

脳梗塞の後遺症がある方はウオーキングができればよいのですが、できなければできないでかまいません。転んでけがをすることもあります。自分にできることからトライしてください。リハビリも運動です。マッサージを受けるのも運動です。テレビを見ながら、ふくらはぎや足の裏をもんだり足首を回したりしてみてください。

これまで簡単にできたことができないというのは悔しいし、もどかしいことですが、やはり現実は受け入れなければなりません。できることを探して、そこからスタートすることが肝心です。無理は禁物です。

●ストレスと上手に付き合う

もうひとつがストレス対策です。ストレスがかかるとまずは血圧が不安定になります。怒りとか恐怖があると体が過度の緊張状態になり、血管が収縮して血圧が上がります。

専門的に言えば、人体をコントロールしている自律神経のバランスが崩れるのです。くり返しになりますが自律神経には交感神経と副交感神経があって、恐怖とか不安といったストレスを感じるときには交感神経が、のんびりリラックスしているときには副交感神経が優位に働きます。交感神経が優位だと血圧が上がります。ストレスはその主犯の一人です。

だれかに対して怒りを感じたときも、血圧は上がります。血圧が２００を超えると相手が恐怖を感じるような怒り方になると言われています。猛烈に怒りまくってバタっと倒れる人もいますから、恐怖、不安、怒りといった感情には気をつけてください。

ストレスがかかると血液の状態も凝固することがわかっています。血液が固まれば血栓になって、それが血管を詰まらせます。活性酸素も増えます。血管壁がもろくなります。

そう考えてみるとストレスは血管にとっては大敵です。脳梗塞を起こす大きな要因です。

しかしストレスと無縁に生きていける人はだれもいないでしょう。みんなが多かれ少なかれストレスを抱えていて、ストレスをなくそうと思うとそれがストレスになります。ストレスをなくす、減らす、というより、上手に付き合うことがより大切なのではないでしょうか。趣味をもつ、腹を割って話せる親しい友人をもつなど、ストレスを忘れる自分なりの方法をもつことです。ストレスと全面対決するのではなく、フワッとやり過ごすのです。

●再発の不安をどうするか

脳梗塞を起こした人にとって最大のストレスは再発の不安です。患者さんや家族の方にお話を聞くと、再発の不安は半端ではありません。再発したらどうしようと家族中が不安を感じているわけです。つらいことです。

脳血管のレベルで言えば、脳梗塞はじわじわと進行してその痕跡は明白なのですが、本人からすれば、あるとき突然、思わぬ不幸に襲われたようなものです。一瞬前まで元気だったのに、いきなり目の前が真っ暗になったり、体が言うことをきかなくなって、気がついたらベッドに横になっている。一体自分の身に何が起こったのか、まったくわからない人がほとんどです。夢を見ているのかと思っている人もたくさんいます。

意識が戻ると、自分はベッドに横になっていて、家族がベッドのそばで心配そうにしています。「何があったの?」と聞こうとするのですが、声が出ません。口も動かない。手をふとんから出そうとしても動かない。起き上がることもできない。足もしびれていて感覚がない。首も曲がらない。どうしたんだろう? 途方に暮れます。

そんな不安の中から、自分は脳梗塞で倒れたのだとやっと事情がわかって、少しずつ少しずつ体も回復していきます。

それでもあちこちに不自由が残ります。一人でトイレに行くこともできません。言葉もスムーズに出ません。体が不自由なまま、ろれつが回らないまま、このままずっと生きていくのだろうか？　仕事に復帰できるのだろうか？　もし再発したらどうなるのだろうか？　そんな思いがいつも頭の中を巡っているようです。

これは大変なストレスです。こういうストレスを抱えて生きていかなければならないということは、血管にとっては常にダメージを受けていることと同じです。いつまた血管が詰まってもおかしくありません。

しかし実際に脳梗塞を起こした人や家族の方に、不安をもつな、心配するなと言っても無理な話です。

ここで私の点滴療法は役立てると思っています。再発は何もないところに突然起こるものではありません。再発するには再発の種が存在します。それが血管の狭窄です。脳梗塞を起こした人は未病の人に比べて、狭窄部分が多いという傾向があります。その状態を放置しておくと狭窄がじわじわと進んで、そこが詰まってしまうことになります。

点滴療法は狭窄をとるという点で、とてもすぐれた治療法です。狭窄をとってしまえば、再発の危険性は非常に少なくなります。不安を感じなくてよくなります。それだけで患者さんのストレスがどれほど軽減するかわかりません。
そういう面でも点滴療法は大いに役に立てる治療法だと思っています。

年に一度、脳血管の検査を

●定期的に検査を受ける

こんな病気はならないに越したことはありません。ならないようにするにはどうしたらよいか。

食事に気をつけ、

適度な運動をして、

ストレスをためない、

ことがとても大切ですが、本当にそれで大丈夫なのかというと、残念ながら太鼓判を押すことはできません。

専門医として提示できる最良の対策は、健康なうちから、年に一度、脳のＭＲＩ、ＭＲＡの検査を受けることです。できたら「未病」ということがよくわかっている医者に診てもらうのがいいでしょう。

ＭＲＡとＭＲＩの検査をすれば、画像を見慣れた医者なら狭窄部分をすぐに見つけられます。多くの医者は狭窄をまだ病気だと思っていませんので、そこに意識が向かず、「別に異常はありません」とか「年だから仕方ないですよ」ということですませてしまいがちです。

「異常なし」と言われて安心するのではなく、「どこか血管が細くなっているところはありませんか」とか「血流が悪くなっている部分はありませんか」としつこく聞いてみることも大切です。

質問すれば教えてくれるはずです。そういう質問に嫌な顔をしたり怒り出すような医者だったら、かからない方がいいでしょう。親身になって相談に乗ってくれる医者を探すのは自分の身を守るためにはとても大切です。脳の血管の画像をよく見慣れた医者なら、

「ちょっとここが狭くなっていますね」

と画像を見ながら説明してくれます。

しかし、狭窄があっても治療する手立てはありません。その段階で治療しようとは、

ほとんどの医者は思っていません。そんな教育を受けた医者はいないのですから、致し方のないことです。

だからと言って、そこで狭窄をそのままにしておくと将来の大事につながります。狭窄があったら、その写真をもらって私を訪ねてください。

点滴療法には十日間の入院が必要です。忙しくてなかなか十日間はとれないと言う方も多いでしょう。少々の狭窄があっても生活に支障があるわけではありません。もう少し症状が出たらと、先送りしがちです。しかし次に出る症状は脳梗塞の発作かもしれません。狭窄を軽視すると取り返しのつかないことにもなって、十日間の入院どころではない何十倍ものつらい日々が続くことにもなります。

もしあなたが六十歳なら、平均寿命から考えればあと二十年や三十年は生きるわけです。二十年、三十年を健康に生きるための十日と考えれば、決して長い期間ではないだろうと思います。

脳梗塞にならないためのひとつの手段として点滴療法を頭に入れておいてください。

（第六章）

命を見つめて

戦略として薬剤を使うことがポイント

金澤点滴療法についてまとめておきます。ついでに私の思いも少しお話しさせていただきます。

脳梗塞というのは脳の血管が詰まって血液が流れなくなり、そのために神経細胞が死に至り、人体のさまざまな機能に障害が出る病気です。わずか直径数ミクロンから数ミリの脳動脈です。そんな細い血管の一カ所が詰まるだけで命に関わるような危機的な状況が生まれます。今後一生、手足や言葉が不自由なまま過ごすことになるかもしれません。

高齢であればあるほどそのリスクは高くなるわけですが、若いからといって大丈夫とも言い切れません。一家の大黒柱、会社を支えるような立場の人が倒れてしまったら、家族が路頭に迷ったり、会社が立ち行かなくなったりします。その原因が直径数ミクロンから数ミリの動脈の詰まりにあるということに、私は人間のはかなさや悲しみを感じます。

そのはかない命をどう守るか。それが私たち医者の使命です。そのために先人たちもがんばってきたのです。現役の医者も何とかしたいと一生懸命になっています。

生老病死は人間の宿命ですが、それでも病気は人を苦しめる最大の要因です。患者さんだけではなく家族中がどん底に落ちてしまうことも少なくありません。脳梗塞はその最たる病気のひとつです。

私が医者を志したのも、そういう悲劇をなくしたいと思ったからです。最初は病気の原因や治療の方法を見つけ出したいと基礎研究に没頭しました。あるときから臨床の現場に出るようになり、そこで患者さんと直接関わるようになって、その大変さを身をもって知ることになりました。病気で困っている人を何とか救いたいという思いはますます募っていきました。

その思いから、私はこの点滴療法にたどり着き、治療に使うようになったわけですが、臨床の前に大学の研究室で基礎研究をやっていたことがとても役立ちました。血管の構造やコレステロールなど、脳梗塞を起こす根本的なところからアプローチできたからこそ点滴療法に行き着くことができたと感謝しています。

脳血管障害の治療にはさまざまな薬剤が使われます。しかしほとんどの場合、単独で使われるか、この薬が効かないからこちらにするといった場当たり的な使い方がなされてきました。そのやり方は確実に限界にきています。せっかくいい薬がたくさんあるのだからもっと戦略的に使ってみたらどうだろうと私は考えました。

そんなことを思って私は、血管のこと、なぜ血栓ができるのか、さらにはその治療薬の特性を調べ、再度、患者さんのカルテをていねいに見直しました。

その結果、脳梗塞はいきなり起こるのではなく、血管の狭窄から始まっていることがわかりました。それは理論的にも説明がつきます。それなら狭窄を見つけて何とかすればいい。これまで使われていた薬剤をうまく使えばそれが可能になるはずだ。そう考え、試行錯誤をくり返し、脳梗塞を未病段階で防ぐという方法を確立しました。

それが、

①動脈血管狭窄の治療
②血小板の凝集を抑える
③ＬＤＬコレステロール、ＬＤＨ（乳酸脱水素酵素）、中性脂肪、ヘモグロビンＡ１Ｃ、Ｕａ（尿酸）のコントロール
④好中球増多の是正（炎症を抑える）

⑤ヘモグロビン低下の是正
⑥活性酸素を除去

という六つの側面から血管や血液に対してのアプローチを同時に行なうという方法です。前に挙げた四種類の薬剤を使えばそれが可能になるということもわかりました。この方法だと、血管を若返らせる方向に向かわせることができます。狭くなった血管を広げることができます。血流も良くなります。その結果、脳梗塞を防ぐことができると確信をもつことができました。

さらに、脳梗塞を起こした人はどうすればいいかということも考えるようになり、倒れた人にもこの治療を応用してみました。驚くような結果がたくさん出てきたのはすでにお話ししたとおりです。

そこから研究を進めて、脳梗塞になる仕組みも見えてきました。

重要なのは、血管はいきなり詰まるわけではないことです。脳梗塞を発症する前に、必ずと言っていいほど、脳血管の狭窄があります。狭窄がたくさんできたり、強い狭窄があると、めまいやふらつき、手足のしびれなどの症状が起こってきます。この時点で狭窄が発見されて点滴療法を受ければ、症状がなくなり、脳梗塞を未然に防ぐことができます。これが、これまで私がやってきた未病治療です。

しかし、未病段階で治療を受ける人は多くありません。「明日になれば良くなるだろう」「年のせいだろう」「疲れているからに違いない」と、放置してしまいます。すると、血管の狭窄が進んで、ついには詰まることがあります。血管が詰まれば、意識を失って倒れ、命は助かっても後遺症で苦しむことになります。こういう人も何とか助けたいという思いで、私はカルテやＭＲＡ、ＭＲＩの画像を調べて、脳梗塞を発症した人と未病の人との脳血管の状態を比較しました。

そこでわかったのは、脳梗塞を発症した人のほうが、未病の人よりも狭窄部が明らかに多いということでした。これを突き止めたとき、私は興奮しました。血管の狭窄が脳梗塞の発症や後遺症と深く関わっている！　これが、多くの患者さんの苦しみを軽減するための重要なカギを握っている。それを確信したからです。

金澤点滴療法で狭窄部を改善すれば、たとえ脳梗塞で倒れても、後遺症も良くなるし、再発を防げる可能性がある。実際、脳梗塞の患者さんに点滴療法を行なったら、多くの患者さんに後遺症の改善が見られました。

なぜ狭窄をなくすと後遺症が軽くなるのか、その理由については、仮説としては語れますが、科学的に十全な説明をするのは私のこれからの課題です。

脳梗塞で倒れた人が、なぜ点滴療法で回復するのか。それに関してはまだまだ未解明な部分がたくさんあります。これから一つひとつ解き明かして、それを学会で発表し、多くの医療関係者にこういう方法があることを紹介して、なぜそんなことが起こるのか問い続けなければなりません。

さらに、これを加えれば点滴療法はさらに進化するというような薬剤も、今後出てくるかもしれません。そんなことも楽しみにしながら私は研究と臨床を続けています。

脳梗塞の後遺症からの回復のメカニズムにはまだまだ未解明な部分がありますが、それでも臨床的には確実な結果が出ています。副作用が出る治療法でもありません。本書をきっかけに、脳梗塞の後遺症で悩む患者さんや家族の方が、少しでも肉体的にも精神的にも楽になることを望まずにはいられません。

点滴療法で、全身の血管のメインテナンスができるかも

本書では主に脳梗塞の治療についてお話ししました。脳血管の病気（脳卒中）には脳

梗塞以外にも、脳出血、くも膜下出血があります。そういった障害についてはどうなのだろうという質問をよく受けます。

医者の立場から言えば、データが十分でないので良いとも悪いとも言えないというのが正直な答えですが、理屈から言えばこの治療法は血管を若返らせるものですから、血管が関係するさまざまな疾患に有効なはずです。臨床を長くやっている中で患者さんの声を聞いていると、この治療法は脳梗塞という枠を超えて効果が出せる可能性を感じます。

その顕著な症例をご紹介します。こういう可能性があるという一例としてお読みください。

認知症です。これは大変な問題になっていて、その数は増え続けています。認知症は大きく分けると三種類あります。「アルツハイマー型認知症」「Lewy 小体型認知症」「脳血管性認知症」です。

点滴療法が有効なのは脳血管性認知症です。このタイプの認知症は脳内動脈の血管に障害が起き、神経細胞に栄養や酸素が行かなくなることで生じます。

七十代の男性が脳梗塞で倒れて運ばれてきました。倒れる前から認知症があったようですが、倒れたあとさらにひどくなりました。息子さんがお見舞いに来るのですが、息子だとわかりません。息子さんは一生懸命に自分の名前を伝えようとします。しかしお父さんは知らない人を見るようにきょとんとしていました。そんな父子の姿を見ていると胸が締め付けられました。

この男性に点滴療法を行ないました。脳血管の狭窄がなくなり、後遺症もほとんどなくなったのですが、さらに驚いたのは認知症まで良くなってしまったことです。息子さんの顔もわかるようになり、二人は手を取り合って喜んでいました。とても印象的な患者さんです。

認知症の場合は、脳のＭＲＩ、ＭＲＡの検査をして血管障害の有無を確認し、もし障害があれば、点滴療法で改善する可能性があります。

そのほか「目が良くなった」「耳がよく聞こえるようになった」といった方はたくさんいます。

もう一例、肺の病気です。

六十一歳、難治性の肺線維症と診断された男性が来院されました。肺線維症は肺組織が線維化してガス交換が不十分になり、息苦しくなります。有効な治療法もありません。

線維化が進むと命に関わることもあります。肺の病気で亡くなる多くの方が肺線維症を起こしています。

この肺線維症は多かれ少なかれ肺血管に血栓が見られます（肺血栓症）。高齢者になるとほとんどの患者さんが肺血栓症を併発しています。そのことは病理解剖報告においても確認されています。

この患者さんは、80メートルほど歩くだけで呼吸困難に陥り、動悸が激しくなるような状態でした。息苦しく、つらい毎日を送っていました。それが点滴療法をしたところ、往復2キロを歩いても呼吸困難にもならず、激しい動悸もありませんでした。

なぜそんなことが起こったのでしょうか。

脳梗塞と同じで、線維化した部分は元には戻りませんが、点滴療法によって肺の血流が良くなり、肺の機能が向上したのだと私は考えています。

脳梗塞になった人、あるいは未病の人は脳血管だけが悪くなっているわけではないだろうとも考えられます。全身の血管のあちこちに、脳内血管と同じような異常が点在していると考えられないでしょうか。病名はどこに症状が出るかで変わってきます。肺に血栓ができて血管が細くなり血流が悪くなれば、肺線維症という病名になり、心臓に出

潜在性肺血栓症の症例

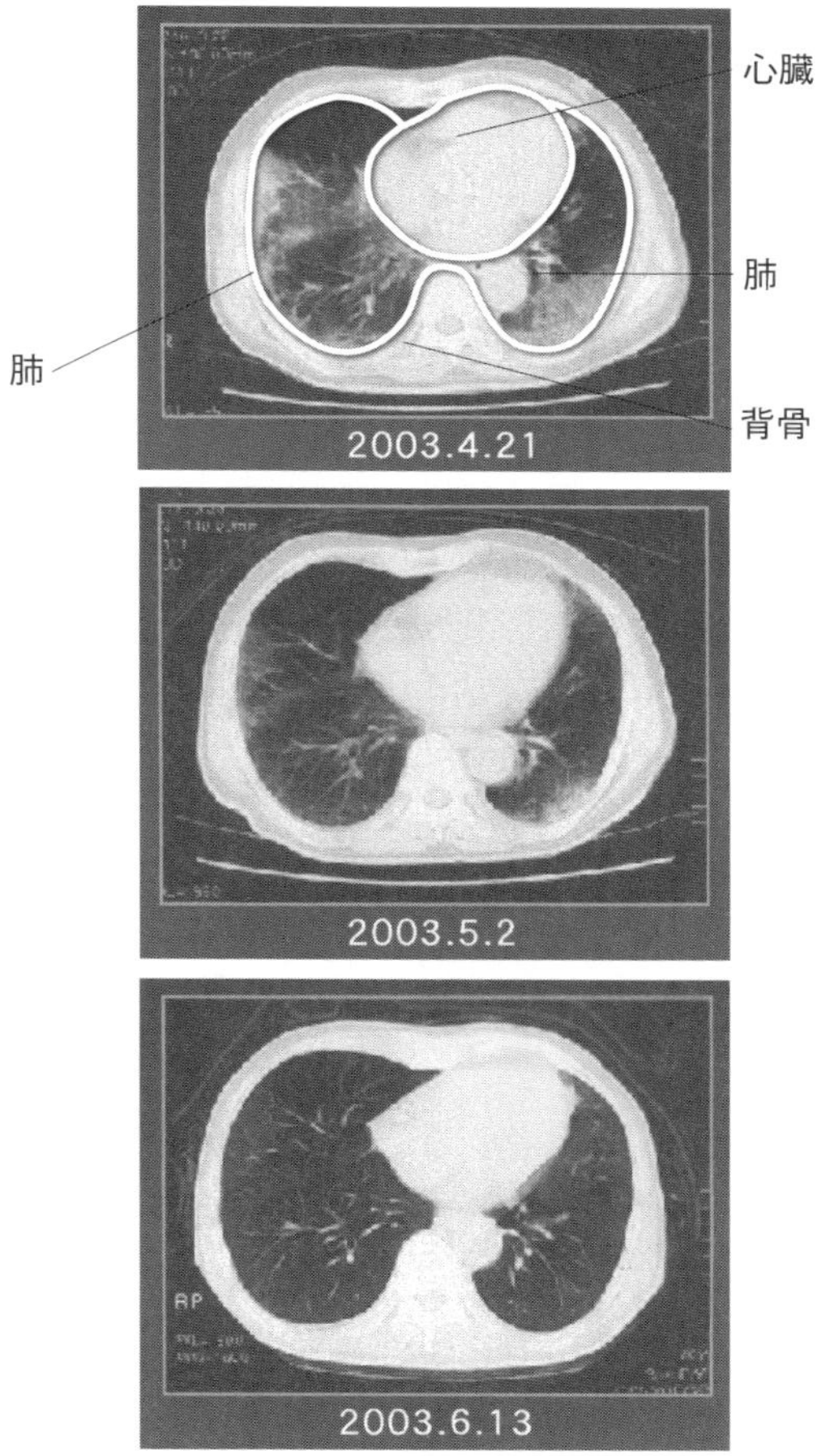

肺の中に白い線がたくさんあります。それがきれいになっています。点滴治療をしたことによって肺血栓症が良くなり、症状が改善した症例です。

れば心筋梗塞とか不整脈といった病名が付けられます。

私はこの点滴療法の可能性として、全身の血管のメインテナンスができるのではないかと考えています。

脳梗塞の場合と同じように、肺線維症も心筋梗塞や不整脈も、この点滴療法で後遺症を軽減させる可能性があります。心臓検査で異常が発見された場合、そのままにしておくのではなく、点滴療法で予防するという使い道もあります。

血管の障害はあらゆる病気と関係していると言っても過言ではありません。血管のメインテナンスで若返らせるこの点滴療法は、その分大きな可能性と重大な役割をもっていると私は考えています。

そのためのデータを取り、きちんと科学的に証明していくのが今後の私の仕事だと考えております。

初心忘るべからず

「先生は、なぜ、そんなにもがんばれるのですか?」とよく質問されることがあります。

私くらいの年代になれば、現役を退いて悠々自適の生活をしている人も多いでしょう。でも、そんな気にはなれません。「なぜか？」と問われても困るのですが、若いころ吉川英治の小説『宮本武蔵』を読み、有名な剣豪である武蔵のように生きたいと考えていたこともそのひとつだろうと思います。

学生時代にこの小説を読んで感動しました。武蔵は剣の世界を、単なる技術だけでなく、人の心のあり様、自然のことまで追求していきました。強ければよいというレベルを超えて、生きとし生けるこの世の命のことなど、深い世界に目を向けていました。さらに彼は理想を求めるがゆえに妥協できない性格で、そのためにまわりともうまくいかず、妨害され邪魔されて大きな困難を背負い込み、実力はあったものの前へ進めなくなってしまうことも多々ありました。

しかし、それでも武蔵はくじけませんでした。工夫と努力、探求心、覚悟をもって、剣と向き合い、さまざまな困難を打破する。そういう生き方に、私は感銘を受けたのです。人生の節目節目において、『宮本武蔵』は私を励まして、慰め、背中を押してくれました。

一九八九年、シカゴ大学に留学していたとき、大学の前にあったブックストアで全五冊からなる『MUSASHI』(『宮本武蔵』の英訳版)を見つけ、購入して夢中で読んだことを思い出します。

そもそも私は留学などする気はありませんでした。日本で勉強していれば十分だと思っていたからです。シカゴへ行ってからそれが大きな勘違いだと気づかされました。西洋医学の本場では、当時自分がやっていたものよりもはるかに高いレベルの研究が行なわれていることに愕然としました。日本ではそこそこ結果を残していたつもりの私もアメリカでは劣等生でした。英語のコミュニケーションも十分ではなかったし、ついていくのがやっとでした。二週間に一度研究発表がありましたが、口頭による発表に自信のない私は英語で原稿を作成しそれを読んで発表していました。しかしなにぶん英会話がまことに未熟だったので、質問をされると受け答えがうまくできません。「ああ、やっぱりダメだ」と何度もくじけそうになりました。『MUSASHI』を読んだのは、そんな日々、肉体的にも精神的にもくたくたになっていたときのことです。あの本を読んで、学生時代の座右の銘だった「初心忘るべからず」を思い出しました。何のために自分は医者になったのか自分に問いかけました。武蔵ならこういうときにどうするか。尻尾を巻いて逃げ出すか。そんなことはしないはずだ。負けてたまるか。前へ進むぞ――

そうやって折れそうになる心を奮い立たせました。壁にぶち当たった私に前へ進む勇気を与えてくれたのは宮本武蔵でした。

今でもときどき吉川英治の『宮本武蔵』を読み、ＤＶＤを見て元気をもらっています。金澤点滴療法についてもまだ孤軍奮闘の域を出ていません。うまくいきそうになるとそこでブレーキがかかったりします。しかし、めげているわけにはいきません。宮本武蔵の精神で一歩でも前へ進んでいきたいとがんばっています。

最悪だと思った出来事が役に立つ

もうひとつ、私が大切にしていることは故事で言う「人間万事塞翁が馬」です。世の吉凶禍福は常ならず。いつ幸せが不幸に、不幸が幸せに転じるかわからないから、安易に一喜一憂するな、という教えです。最悪の出来事だったと思われるようなことが、あとから考えればすごくプラスになることがよくあります。それも私自身の体験からくるものです。

私は大学で研究者として生きていくつもりでした。しかし、大学の教授選に落ちてしまい、下馬評ではとても有利な状況にあったので、がっかりしました。部下たちにも迷惑をかけ、すっかり負け犬のような気持ちになっていました。やむを得ず大学を辞めて民間病院で働くことになりました。

しかしいま考えてみれば、私の人生にとってそのことは必ずしも悪かったわけではありません。もしあのまま教授になっていたらどうだっただろう――と考えることがあります。大学を辞めて臨床の現場に出たからこそ、患者さんやご家族の方が大変な思いをしているのを間近に見て、どうにかしなければならない、何か方法はないものかと必死になったことで、この点滴療法は完成しました。

大学でも患者さんを診察していましたが、大学病院へ通ってくる患者さんは寝た切りの人や動けないという方はまれで、歩ける人がほとんどでした。しかし民間の病院で診る患者さんの質が一変しました。病院には、大病院で救急治療を受けたあと、片麻痺や言語障害など重篤な後遺症のある患者さんが搬送されてきました。大病院は命を救えばそこで終わり。後遺症は民間病院で、という役割分担になっているのです。

大学の教授が後遺症でつらい思いをしている人を診ることはまずありません。後遺症を抱えて生きることがどれほど大変か、それを実感することはできません。もし私が教授になっていれば、この点滴療法は生まれていなかったかもしれません。

民間の病院でたくさんの患者さんと身近に接することができたのも、私の人生を豊かにしてくれました。大学病院の教授は患者さんとそんなに近寄ることはありません。冗談を言い合いながら、大口で笑うなどということはまずできない相談です（私はしたかもしれませんが）。民間の病院へ来たことで、私は患者さんととても近い距離になることができました。本書で紹介した患者さんたちだけでなく、数え切れない患者さんといい関係をつくることができました。関わった患者さんたちはかけがえのない戦友です。

今のような心地よい人間関係や医療活動は、教授選で落ちたからこそ味わえているわけです。もし私が教授になっていれば、部下たちももっとよい研究ができて、明るい未来が開けていたのではと想像すると申し訳ない気持ちになりますが、自分自身のことで言えば、落ちて良かったと断言できます。日々さまざまな出来事が起こりますが、これはきっと次のよいことのために起こっているのだと思っています。

脳梗塞で倒れるのは本当に大変なことです。倒れた当人からは「よいことなど何もないよ」と怒られるかもしれませんが、ちょっと視点を変えればきっと何かプラスになっていることがあるかもしれません。家族の方も大変な思いをしていますが、中には脳梗塞になったおかげで、それまでばらばらだった家族の結束が強くなったとおっしゃる方もいます。

脳梗塞を起こして点滴療法で元気になられた方が、「脳梗塞になったら大変だからね」「後遺症も良くなるよ」と、この治療法をあちこちで啓蒙宣伝してくださっています。「おかげさまで倒れずにすんだよ」「楽になれたよ」とまわりから感謝されているようです。自分で体験したからこそ、その大変さを伝えることができるのです。

とはいえ、脳梗塞にはならないのがいいに決まっています。脳梗塞で倒れる方はなかなか減りません。何とかしないといけません。皆様の協力を得ながら、少しでも脳梗塞で倒れる人を減らし、倒れてしまった人は少しでも後遺症が改善できるよう、さらには再発を起こさせないよう、これからも努力を続けていきたいと思います。

（あとがき）
ちょっとでも良くなると、暮らしが変わる

この本を手にしてくださってありがとうございます。

本書を手に取ってくださる方の多くは、ご自分が、身内のだれかが、あるいは友だちが脳梗塞の後遺症で苦しんでいるのではないでしょうか。

私はたくさんの脳梗塞の患者さんとご家族の方にお会いしてきました。本人も大変な思いをしていますが、支える家族の方もくたくたになっています。

そういう人たちが少しでも楽になってくだされればという思いで、金澤点滴療法のことについてまとめさせていただきました。

この点滴療法は、寝た切りの人が元気だったときのように走り回れるというような、魔法の治療ではありません。

脳血管の狭窄を改善することで、ＱＯＬ（生活の質）を一ランクアップさせるとともに、多くの患者さんやご家族が抱えている再発への不安を軽減させるというものです。

水平までしか手が上がらなかった人が真上まで上げられるようになった。杖をつかないとすぐに転んでしまう人が杖なしで歩けるようになった――それだけで生活はまったく違ってきます。

介護もしやすくなります。

自分の意思を言葉で伝えられなかった人が、どうにかであってもコミュニケーションできるようになれば、本人もご家族もどれだけ助かるかわかりません。不快なしびれがなくなったり、顔の歪みがなくなったら、できる範囲で新しいことをやっていこうという意欲も出てくるのではないでしょうか。

さらに大事なことは、ふらつきやめまい、しびれといった、何らかの脳梗塞の兆候を感じたら何をおいても早めに対処してください。この点滴療法はとても有効です。

さらには、脳梗塞の兆候もなく健康に暮らしている方も、知らない間に脳血管に狭窄が起こっていることがあります。たまには検査を受けて、狭窄があれば点滴療法のことを思い出してください。

脳梗塞を中心にまとめましたが、脳出血、くも膜下出血についても効果のあった例は出ています。機会があればいつかそのことも報告したいと思っています。

脳梗塞で倒れ、不自由な体を抱えて苦しみながら生きておられる患者さんやご家族の一助となればまことに幸いです。

最後まで読んでいただいてありがとうございました。

みなさまのご健康をお祈りしています。

金澤武道（かなざわ・たけみち）

1937年青森県生まれ。67年弘前大学大学院医学研究科卒業。79年弘前大学医学部内科学助教授。81～82年、86～87年米国シカゴ大学大学院病理生化学（主に細胞分子生化学を研究していたGodfrey S.Getz教授）の下に留学。88年～2011年医療法人芙蓉会村上病院院長。07年国際未病科学センター所長。12年～14年医療法人耕潤会ハートフルふじしろ病院院長。14年～医療法人大坪会東和病院にて脳血管内科医として現在に至る。日本内科学会、日本循環器学会、日本動脈硬化学会評議員、日本老年病学会評議員、日本脳卒中学会評議員、日本未病システム学会理事、日本高血圧学会、日本フリーラジカル学会等に所属。主たる研究テーマは、動脈硬化の成因――とくに酸化LDLと脳梗塞の成因と治療。診療・研究のモットーは「挑戦――改革――初心」。

よかった、脳梗塞《のうこうそく》からの回復《かいふく》！

初刷　2017年5月26日
2刷　2019年11月20日

著者　金《かな》澤《ざわ》武《たけ》道《みち》

発行人　山平松生

発行所　株式会社 風雲舎

〒162-0805　東京都新宿区矢来町122　矢来第二ビル
電話　〇三－三二六九－一五一五（代）
FAX　〇三－三二六九－一六〇六
振替　〇〇一六〇－一－七二七七六
URL　http://www.fuun-sha.co.jp/
E-mail　mail@fuun-sha.co.jp

DTP　中井正裕
印刷　真生印刷株式会社
製本　株式会社 難波製本

落丁・乱丁本はお取り替えいたします。（検印廃止）

ISBN978-4-938939-89-2